シリーズ編集　中井俊樹　愛媛大学教育・学生支援機構　教授

看護教育実践シリーズ **5**

体験学習の展開

編集　**高橋平徳**　愛媛大学教育・学生支援機構　講師
　　　内藤知佐子　愛媛大学医学部附属病院
　　　　　　　　　　総合臨床研修センター

医学書院

〈看護教育実践シリーズ〉5
体験学習の展開

発　行　2019年 8 月 1 日　第 1 版第 1 刷©
　　　　2022年 12 月 1 日　第 1 版第 2 刷

シリーズ編集　中井俊樹

編　集　高橋平徳・内藤知佐子

発行者　株式会社　医学書院

　　　　代表取締役　金原　俊
　　　　〒113-8719　東京都文京区本郷 1-28-23
　　　　電話　03-3817-5600(社内案内)

印刷・製本　三美印刷

ISBN978-4-260-03920-8

「看護教育実践シリーズ」刊行にあたって

　看護教員を対象とした研修を担当すると，参加者の教育に対する情熱に圧倒されることがあります。学生が就職してからも困らないように，教室の内外においてさまざまな試行錯誤をしていることがわかります。教育に対する思いや情熱は最も重要なのかもしれません。しかし，思いや情熱だけでは効果的に教育することはできません。

　「看護教育実践シリーズ」は，看護教育に求められる知識と技能を教育学を専門とする教員が中心となって体系的に提示することで，よりよい授業をしたいと考える看護教員を総合的に支援しようとするものです。つまり，教育学という観点から，看護教員の情熱をどのように学生に注げばよいのかを具体的にまとめたものです。

　読者として想定しているのは，第一に看護学生を指導する教員です。加えて，看護教員を目指す方，看護教員の研修を担当する方，病院で看護学生を指導する方にも役立つと考えています。看護分野の授業文脈で内容はまとめられていますが，他分野の医療職教育などにかかわる方にとっても役立つ内容が含まれています。

　看護教育のシリーズ本はこれまでにも刊行されてきました。医学書院で刊行された「わかる授業をつくる看護教育技法」や「看護教育講座」のように看護教育の方法を体系的にまとめたシリーズ本です。これらは，看護教員の教育実践の質を高めることに大きく寄与しました。本シリーズは，これらの貴重な成果を踏まえ，近年の教育学や看護教育学の理論と実践の進展に対応することで，新たな形にまとめたものです。

　本シリーズは全5巻で構成されています。『1 学習と教育の原理』『2 授業設計と教育評価』『3 授業方法の基礎』『4 アクティブラーニングの活用』『5 体験学習の展開』です。それぞれが，1冊の書籍としても読めるようになっていますが，全5巻を通して読むことによって看護教育の重要な内容を総合的に理解できます。

本シリーズを作成するにあたって，各巻の全執筆者との間で執筆の指針として共有したことが3点あります。第一に，内容が実践に役立つことです。読んだ後に授業で試してみたいと思うような具体的な内容を多数盛り込むようにしました。第二に，内容が体系的であることです。シリーズ全体において，看護教育にかかわる重要な内容を整理してまとめました。第三に，内容が読みやすいことです。幅広い読者層を念頭に，できるだけわかりやすく書くことを心がけました。つまり，役立つという点では良質な実用書であり，網羅するという点では良質な事典であり，読みやすいという点では良質な物語であるようなシリーズを提供したいと考えて作成しました。

　本シリーズが多くの読者に読まれ，読者のもつさまざまな課題を解決し，看護教育の質を向上させる取り組みが広がっていくことを願っています。

「看護教育実践シリーズ」編集　中井俊樹

はじめに

　私たちは日々何かを体験し，それをもとに考え，自分自身をつくっています。読者の皆さまも看護師として，教育者として，また1人の人間として，体験を重ね，今のあなたをつくられているでしょう。そして看護教員として，学生にも豊かな体験を与え成長してほしいと考えて教育に取り組んでおられるでしょう。

　看護職の養成においては，古くから演習・実習という実際に自分自身で体験して学ぶ機会が，ほかの学問分野よりも重視されてきました。しかし，そもそも体験学習とは具体的にどのようなもので，どのように実践していけばよいものでしょうか。体験学習の重要性を実感していながらも，いざ説明や実践となると戸惑われるのではないでしょうか。どのようなことを重要視し，どのようなことに気をつけて行えば学生にとってよりよい学習をもたらすことになるのかと思っておられるでしょう。また，現在体験学習に取り組んでいるけれども，はたしてこれでよいものか，より効果的にはできないだろうかと考えてもおられるでしょう。

　本書では，体験学習の基本的な考え方をおさえ，より効果的に看護教育での体験学習を行えるよう，考え方の枠組みの整理や，具体的な体験学習の準備・実施・評価をするための方法を紹介しています。

　編者の高橋が普段取り組んでいる幼・小・中・高・特別支援学校の教員養成の世界でも，体験学習は重要視されています。3，4学年に2〜4週間行われる教育実習はもちろんですが，いじめや不登校についてより深く考えるため，児童生徒や保護者の立場でロールプレイをしたり，児童生徒の問題行動への対処や，保護者からの要求への対応の方法をシミュレーションによって学ぶ活動が多く取り入れられています。また近年特に，学校現場で行う学生の体験学習が強く奨励され始め，教育実習として学年が上がり教員になる直前にはじめて児童生徒にかかわるのではなく，1，2学年のうちから児童生徒にかかわる体験を重ねる「学校体

験活動」や「学校インターンシップ」が文部科学省から奨励されています。

　今回，看護教員を対象とした本書を編んでいく過程で，改めて看護職養成と教員養成には似たところがあることを感じています。1人ひとりのことを大切に考え行動できること，しっかりとした知識と技能をもって，さらに自身の体験を振り返りながら学び続けられる専門職であること，そして，患者であれ子どもであれ，その人自身の人生が生きられるよう，寄り添い支えられるようになること。そうした人材を育てるのはなかなか簡単ではありませんが，体験を通して実感し，自分自身をつくっていく体験学習には，そうした人材を育てていく可能性が強くあることを確信しています。

　本書のタイトルに「展開」という言葉を使っているのは，「進展させていく」「発展させていく」という思いも込めているためです。体験は積み重ねてよりよい自分をつくっていくものです。体験学習もそのとき一度では終わらず，教員自身も振り返って改善し，よりよいものとして展開させていくものです。学生も教員も体験学習を通してお互いに，よりいっそう自身を高めていっていただきたく思います。

　本書は，これから体験学習を実践される方にも，今実践されている方がよりよく改善させていくためにも参考になる内容になっていると思います。本書がよりよい学生の体験学習を展開させる一助になることができればこれ以上の幸いはありません。

　本書の刊行にあたり，多くの方々からご協力をいただきました。嶋﨑和代氏(中部大学)，服部律子氏(奈良学園大学)，森千鶴氏(筑波大学)には，コラムをご執筆いただきました。吾郷美奈恵氏(島根県立大学)，加地真弥氏(岡山理科大学)，小林忠資氏(岡山理科大学)，近藤麻理氏(関西医科大学)，常盤文枝氏(埼玉県立大学)，富田英司氏(愛媛大学)，野本ひさ氏(愛媛大学)，松尾睦氏(北海道大学)，水方智子氏(松下看護専門学校)，屋宜譜美子氏(前 了徳寺大学)，山口乃生子氏(埼玉県立大学)，山本容子氏(関西医科大学)，横山千津子氏(松山看護専門学校)には，本書の草稿段階において貴重なアドバイスや各種資料を提供してい

ただきました。また，濱口愛美花氏(前 愛媛大学教職大学院学生)，野村夏奈氏(前 愛媛大学医学部看護学科学生)には，資料の作成や書式の統一などにご協力いただきました。そして，医学書院の藤居尚子氏，木下和治氏，大野学氏には，多岐にわたる有益なアドバイスを伺うことができました。この場をお借りして，ご協力いただいた皆さまに御礼申し上げます。

2019 年 7 月

編者　高橋平徳・内藤知佐子

本書の構成と使い方

　本書は2部と付録から構成されています。第1部から順に読んでいくことを想定して書いていますが，自分の関心のあるところから読むという使い方もできます。どの章においても内容が完結するように心がけて執筆しました。それぞれの内容は以下のようになっています。

　第1部では，体験学習についての理解を深めます。まず，体験学習の意義と特徴を理解します。そして，体験学習を支える諸理論を踏まえて，体験学習を促す教育方法を理解します。

　第2部では，体験学習の質を高めるための方法を身につけます。具体的には，体験学習の計画の方法，学生の体験を学びに変える振り返りの方法，体験学習におけるコーチングの活用方法，ロールプレイやシミュレーションの方法，臨地実習での体験を通しての学びを支援する方法，そして，これからの看護や社会を担う人材を育成する観点などについて，具体的な事例とともに学ぶことができます。

　付録では，体験学習に役立つ資料をまとめています。シミュレーションガイド，ロールプレイのシナリオ，実習指導要項の例が掲載されています。また，本文中で**問題解決学習**🔑のように右肩に🔑がつけられた用語については，巻末の用語集にその用語の解説を記しています。

目次

第 1 部　体験学習の理論と特徴 —————— 1

1 章　体験学習の意義を理解する ————— 2

付録　授業に役立つ資料 ─────────── 153

第 1 部

体験学習の理論と特徴

1章

体験学習の意義を理解する

1 体験学習の起源をたどる

1 為すことによって学ぶ

　体験学習は，為すことによって学ぶという考え方に立った方法です。つまり，自分で見たり聞いたり触ったり，何度も繰り返して，できるようになったり，知っていることを実際に確認して深めたりといったように，自分自身が行うことを通して学ぶという方法です。学習をこのようにとらえたのは，近代以降においては，アメリカの教育哲学者であり，社会思想家であるジョン・デューイ(1859–1952)が出発点といえるでしょう。

　デューイは，学校で教わることと，実践で役に立つことがかけはなれていることを問題視し，教育の重心が子ども(学習者)ではなく教師や教科書におかれ，知識の一方的な伝達や記憶ばかりの学校教育(旧教育)を批判しました。こうした教育では，子ども(学習者)たちは形式にとらわれて受動的になり，個性や感性，創造性が抑圧された行動しかとれず，これからのめまぐるしい社会の変化や新しい課題に対応していくことができなくなると考えたのです。

　そして，デューイらは，学習者自身の関心や自発性をもとに，身の回りの問題を発見し，仲間と協同することで解決を目指していく，**問題解決学習**♪を実践しました。学習者は問題解決のために，行いながら考え，考えながら行い，試行錯誤を通じて学んでいくのです。このとき教師は問題のさまざまな側面への気づきを支援するために情報を提供した

り，解決の方策を実行に移せるように助言したりすることで，学習者の学習を支援します。

　こうした学習の過程を経ることで，学習者たちが自ら問題を発見し，自らが考え学び解決していく能力や，仲間とコミュニケーションをとり協同していく能力を高めていき，よりよい社会をつくりだしていく担い手として成長することを期待しました(山田 1966)。

▨ 行うことではっきりわかる

　為すことによって学ぶという考え方は，近代の欧米でのみ生まれたものではありません。古代中国の荀子(B. C. 313?-B. C. 238)という思想家の言葉に，「聞かざることは聞くことに若かず。聞くことは見ることに若かず」(金谷訳注 1961, p. 137)というものがあります。いわゆる百聞は一見にしかずということですが，この言葉は「見ることは知ることに若かず。知ることは行うことに若かず。学は行うに至りて止む。これを行えば明なり」と続きます。現代語にすると，見ることも知っていることには及ばない。知識として知っていることも，実際に行うことには及ばない。学ぶということは実際に行うまでに至ってはじめて終わる。実際に行うことで物事ははっきり明らかになる，となります。

　理解の深まりは，聞く，見る，知る，行うの順で進み，行うことではっきり明らかにすることができると荀子は述べました。これは今から2300年ほど前の言葉ですが，自らが行い学ぶことの重要性，体験学習の重要性を述べた言葉だととらえることができます。

▨ 滲み込み型の教育を理解する

　近代に学校が普及する以前の日本においても，学習者自らが行うことによって学ぶという方法がとられていました。寺子屋や藩校，技芸の稽古での内弟子制度や，職人・商人の徒弟制，農村に住む生活共同体にお

いての民俗の教育では，滲み込み型という，模倣と環境のもつ教育作用で学習や成長が促されていたといいます(辻本 2012)。これは，〈教える–教えられる〉という一般的に行われている教え込み型教育とは違い，人と一緒にいろいろな行動をしているうちに，その人について，またその人のもっている知識や技能や考えを，自然に学習してしまうというものです(東 1994)。

　そのため，滲み込み型では，教える者と教えられる者の役割はきわめてあいまいです。教える側は，自分からあれこれ教えず，自らが学ぶ者のよきモデルとなり，学ぶ者のよき環境の一部としての関係でいようとします。ここには，指導者としての支援の姿勢について大きな示唆を得ることができるでしょう。

2 体験の特徴を理解する

▌ 体験とは何か

　体験学習の話に入る前に，教育における体験のもつ特徴を明確にしましょう。本書では，体験を以下のように定義しています。

> 体験とは，学習者にとって直接的で印象深く，大きな影響を与える非日常的な機会である。

　体験学習は，教育機会として学習者に意図的に与えるものであり，その体験は学習者が自分のものとしてとらえられるよう，直接的で印象深いものでなければいけません。直接的で印象深いということは，学習者にとっては普段起こらない，これまでの人生で起こったことのない非日常的な出来事であり，大きな影響を与えられるものとなるでしょう。この非日常というのは，そのとき限りの短い時間である場合もありますし，実習などといったそれなりの期間である場合もあるでしょう。一時

的なものは，きっかけでしかないかもしれませんが，それがのちに大きな成長の芽となることもあります。また期間があるものは，そのなかで訓練をしたり悩みながらも懸命に取り組むため，成長を促すものとなるでしょう。

　そのため指導者は，学習者にとって体験という非日常的な学びの機会を与え，それを通して能力を高め，日常的な体験からも自身で学んでいけるように育成していくのです。

❷ 3種類の体験を理解する

　体験には**本物体験**🎵と**疑似体験**🎵，そして**参加体験**🎵の3つがあると考えられます。自動車の運転で考えてみると，実際に自動車のハンドルを握って運転することが本物体験，教習所の**シミュレーター**🎵で運転するのが疑似体験，助手席や後部座席でほかの人が運転している様子をみているのが参加体験と整理することができます。看護教育における，本物体験とは，実際の医療現場で患者とやりとりをしたり患者にケアを行ったりすることであり，疑似体験とはシミュレーターなどを活用して

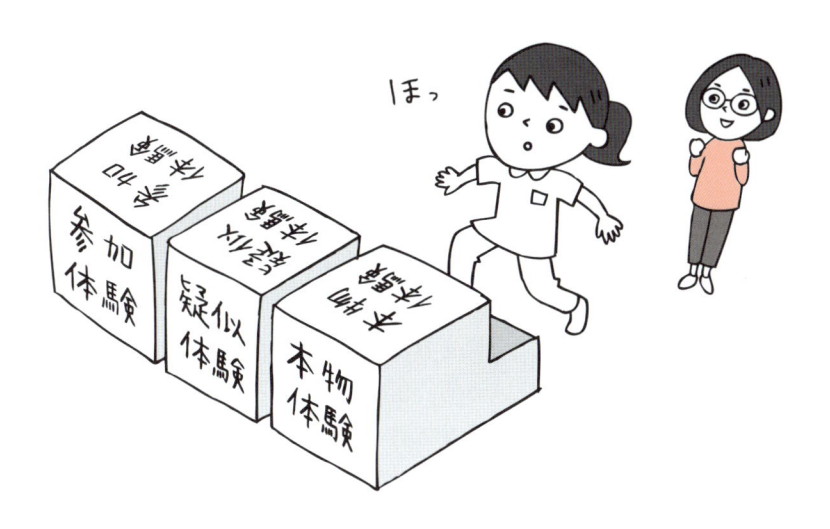

疑似的に看護を体験することであり，参加体験とは病院や地域に赴き見学をしてその場の雰囲気を直に感じとることであるととらえられます。本物体験と疑似体験では扱う対象に違いがあります。また，本物体験と参加体験では対象が同じであっても責任やかかわり方の深さが違うといえるでしょう。

　いずれの体験も，学習者が心と身体を通して直接に経験することができますが，学習者が受ける影響は異なってきます。本物体験は，3つの体験においては最終的な段階としてとらえられますが，必ずしも最も有効であるというわけではありません。技能を高めるためには**シミュレーション教育**やロールプレイといった疑似体験のほうが有効でしょう。何度も繰り返し失敗を重ねながら能力を高めていくことができるからです。しかし本物体験では大きな失敗は許されません。患者や家族への大きな負担になるだけでなく，学生本人にとっても大きなトラウマとなる可能性があります。疑似体験を重ねて，一通りのことができるようになっておくことで，本物体験を行う際にしなくてよい失敗や緊張を抑えることができるでしょう。

　施設の見学や看護師の行動や行為をみせてもらい，その現場の空気を知りながら，少しずつ看護職としての自覚や態度を養成していくうえで，参加体験も有効な方法です。

❸ 体験には連続性がある

　過去の体験をもとに今の自分はつくられ，また新しい体験でこれからの自分がつくられていきます。つまり，体験による学びは積み重ねなのです。

　たとえば，あなたは同じ映画をみたり本を読んだりしたときに，子どもの頃と学生の頃，就職してから，仕事で責任ある立場になってからのそれぞれの段階で，みえるものやとれる意味がまったく違って新たな視点に気づかされたということはないでしょうか。それは，歳を経るごと

に自身の体験から得ているものが増え，それらを通して，映画や本のストーリーをより理解できるようになっているからです。このことは，同じものをみたり読んだりしても，体験が少なく前提となる知識や技能，態度が培われていなければ，みえるものが異なっていたり読みとれる意味が少なかったり，学びの範囲や深さが違ってくるということを表しています。

体験学習の主人公は学習者自身です。このことは本人の気づきを促し大きな成果を生むことにつながります。しかし，裏を返せば体験学習の弱点ともなります。つまり，学習者それぞれのこれまでの経験によって学習成果が異なってしまう可能性があるということです。同じ体験をしているはずなのに，大きく成長する学生と，あまり学びとっていない学生がいるということがあるでしょう。これは，体験というものが非常に個人的なもので，体験の受け止め方が1人ひとり異なるためです。このことを説明するうえで，デューイが指摘した経験の連続性の原理が参考にできます。

デューイは，「あらゆる経験は，それがさらに進んだ経験がなされるための条件に対して，ある程度の影響力を与える」（デューイ 2004, p. 50）と述べています。この原理は，自身がそれまでの経験から得たものを基盤にして，新しい経験から学んでいくということを示しています。

ただし，以上のことは，学習成果が個人に依存するからといって，教育プログラムとして体験学習を行う意味がないということではありません。体験から学ぶことには確かに個人差が生じますが，これから体験することに対しての**レディネス**⌇を十分に高めておけば，学生が多くを学ぶことができます。そのため，体験学習にはしっかりとした設計が必要となってくるのです。

4 体験では周りとの相互作用が生まれる

デューイは，「経験は，常に，個人とそのときの個人の環境を構成す

るものとの間に生じる」(デューイ 2004, p. 64) と述べています。ここでの環境とは，その人を取り巻くものであり，物だけでなく，人も含まれます。人は何かを体験する際，常に事物もしくは周りの人たちと相互作用を行っているということです。

　体験学習を行う際には常に，学生の周りにはさまざまな事物があります。学生は，患者，家族，地域の人々，教員，実習指導者，ほかの学生といったようにさまざまな他者とかかわり合っています。特に学生同士は，より強く相互作用を与え合う者となるでしょう。たとえば，患者役の学生がベッドに上がった際に，看護師役の学生のなかに，患者役の学生の靴を揃えて，着衣の乱れを直した学生がいたとき，それを見た別の学生が真似し自然に手本にすることがあります。

　また，学生同士で体験での感情や気づきを共有することで，より体験からの学びを促すことが期待できるでしょう。そのため，体験学習を実施する際には，意見を共有したり，チームで取り組んだり，より相互作用を起こしやすい活動を行うように意識することが求められます。

5 体験は個人によって意味が異なる

　体験は，その人自身の特有のものです。そのため体験学習では教育する側の思う通りに学習者が学びとるわけではありません。つまり，体験から，どのような学びを得るのか，何を教訓にするのかということは，学習者次第なのです。

　だからといって，まったく教員の意図した学習が行われないということではありません。本人にとって，揺さぶりが起こるような体験であれば，教員が介入をしなくても学生自らが体験を振り返り自分自身を見つめ直し，学んでいくでしょう。しかし，今までまったく想像もしたことのない体験に直面すると，どこに目を向ければよいのか，何をすればよいのか，何が大事なのかといったことがわからず，学びや気づきが十分になされないこともあります。また，何度か体験していることである

と，これまでと同じことを繰り返せばよいと思い込み，新たな学びや別の角度での発見などが妨げられることもあります。

そのため，教員は体験学習を行う前に，どのような目的や目標のために，どのような体験をどうやって学生に与えるのかを計画し，学生と共有する必要があります。また，体験からより多くの学びが得られるよう**発問**🎵をしたり，振り返りを支援したりします。それは，学生の体験において相互作用を生む者として振る舞うことが教員に求められるということです。デューイも「教師というものは，共同体集団の中で最も成熟した成員であるので，(中略)相互作用と相互伝達において教師ならではの特別の責任をもっている。(中略)教師は外部的な支配者あるいは独裁者としての立場を失って，集団の活動の指導者としての立場をとる」(デューイ 2004, p. 92-93)とそのファシリテーターとしての立場を強調しています。

「なぜこの学生はこんなこともできないんだ，気づけないんだ，やる気を出さないんだ」というように学生を一方的に責めるのでなく，それぞれの学生にとって意味ある学びが生まれるように，これまでの経験との連続性をもつような適切な体験を計画し，相互作用を起こせるような環境整備と支援を考えましょう。

⑥ 体験は非日常的である

直接的で印象深い体験は，普段起こらない非日常的な出来事といえます。今までと違うことが起こるということが，人にどのような影響をもたらすのでしょうか。こうした，非日常的な出来事が大きな教育的作用をもたらすということを考えるうえで，文化人類学の知見が役に立ちます。

文化人類学者のアルノルド・ヴァン・ジェネップは，さまざまな民族の**通過儀礼**🎵に注目しました(ヴァン・ジェネップ 1977)。そして，人生は風化と再構成，状況と形態の変化の絶え間ない連続であり，そうした

変化の起承転結には，越えていくべき新しい敷居があると考えました。その敷居を越えるときに儀式があり，そのような儀式は，分離，過渡，統合という概念で体系化されます。分離は，個人がそれまであった地位や状態から離れることで，たとえば旅に出たり，村から離れた別小屋にこもったりします。過渡では，個人がもはやこれまでの状態でもなければ，また新たな状態になってもいない途中の状態にあって，きたるべき生活に対処するための学習や修行が行われます。統合は，分離と過渡を通過した者が，新しい状態となって社会へ迎え入れられ，しばしば大規模な祝祭が行われます。

　これを臨地実習にあてはめてみましょう。学生という立場から分離し，病棟など実際に看護が行われる場に入ります。そこでは，看護師を目指し修行をする過渡の状態です。そして実習を終えると，発表会といった祝祭的な節目を経て新たな段階にたどり着きます。実習を経ると学生の顔つきが変わった，大きく成長したのを実感することがあるのではないでしょうか。それは，実習という体験にも通過儀礼的な要素があり，非日常性を超えるなかで学生が多くを学び大きく成長するからです。

3　体験学習とその効果を理解する

■ 振り返りを通して体験が学習になる

　本書では体験学習を，「体験と振り返りを通した，能力（知識，技能，態度など）の更新」ととらえます。すでにもっている能力（既得の能力）を，体験と振り返りを通すことによって修正・追加し，能力を更新していくことが学習であるととらえます(図 1-1)。既得の能力とは，これまでの経験で培われたもので，学習の成果としての既得の能力への修正・追加は，これからの実践を行うための経験(知)となります。

　図 1-1 では，体験の後に振り返りが位置づけられています。これは，

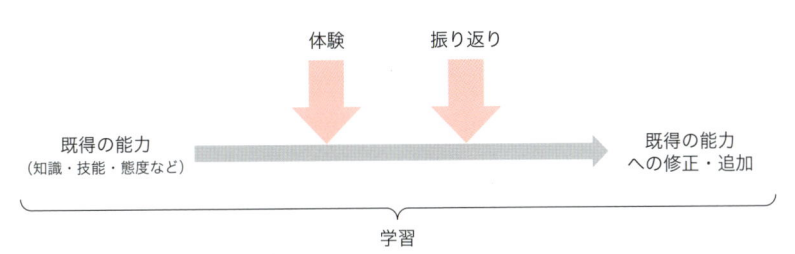

図 1-1　体験と学習の関係

体験は振り返りなしではただ通りすぎていくものであり，学習につなが らないと考えるためです。

　体験学習は，自分自身が実践し，実践の意味を考え(振り返り)，学び を積み重ねていくという学習の方法です。そして，体験学習は，単に体 験することが目的ではなく，学習が行われることが目的です。体験する 学習者に対して，意図的・計画的に提供し，その体験を通して学習でき るよう振り返りを支援していきます。

❷ 体験で知識を深める

　何かを実際に見たり触ったりすることで，教科書や参考書に書いてあ ることの意味を理解したり，授業で勉強した内容を実感できたりしま す。たとえば，実際に患者の血圧を測定する体験をすることによって， 授業で学んだ数値の意味を思い出すだけでなく，目の前の患者にとって の血圧の意味を考えるようになります。そして，「どうして今日はこん なに血圧が高いのだろう」「どんな薬を服用しているのだろう」といった 疑問をもち，これまでの血圧の数値を見直してみたり，薬のことを調べ たりしていくうちに，授業で学んだ知識が深まっていき，アセスメント での視点が的確になったりケアの判断ができるようになっていくので す。体験から少しずつ深く理解していくにつれ，似たような状況を想像 しやすくなり，対応できるようになったり，別の見方ができるようにな

り視野が広がったりしていくのです。

　また，学生は，対象となる人の心理や行動，看護を説明するための看護理論や概念を学んでいても，これらの知識が抽象的で，その意味を実感として理解することは難しいものです。しかし，実際に患者に看護を実践する際には，学生は授業で学んだことを思い起こしながら，どのようなケアをすればよいのか，何を優先させればよいのかを判断します。このように授業で学んだ知識を実習で具体的な事象に適用することで，学生はその意味を深く理解し知識を自らに定着させることができるのです。

❸ 体験で技能を高める

　技能は，実際に体験を重ねないと身につきません。いくら言葉で説明されても，自分で繰り返してやらないとできるようにはならないものです。一通りのことができるようになるためには，シミュレーターを使って何度も繰り返し練習する必要があるのです。その際，むやみに繰り返すのではなく，実践に求められる知識を学んだうえで，教員のサポート，実践の振り返りを織り交ぜることでより早く確実に技能を高めることができるでしょう。

　たとえば血圧測定の技術を学ぶ際には，はじめに血管の走行など解剖学的な知識を学び，心臓の機能などの生理学などを学びます。次に血圧計の仕組みや成人と小児の違いなど測定方法を教え，学生に取り組ませます。そしてビデオ撮影して学生の血圧測定をみながら改善するといった工夫をすると，技能の定着により効果が増すでしょう。

　臨地実習では授業で学んだ手技をそのままでは使えず，患者に応じた個別の対応が求められる場合が多くあります。たとえば，学内で繰り返し行って習得しているはずの血圧測定でさえ，実際のベッドサイドでは，患者の状態（意識の有無など）や着衣の具合，上腕の太さ，血圧計の置き場所など，学内の演習とは異なる状況に対応していかなくてはなり

ません。失敗しながらも体験を重ね，自分なりに工夫しながら試行錯誤することで，自分の技能として習得していきます。

　学生が実施することができない身体侵襲を伴う看護技術の場合，見学という参加体験をします。こうした見学も単に看護技術の手順を観察するだけが目的ではなく，看護師の思考や判断を学ぶ大切な機会となるでしょう。近年の実習では，患者安全の確保が何よりも優先され，学生が直接患者に触れる機会は少なくなっています。それでも本物の医療の現場において看護師の手技を見学する参加体験は，多くのことを学ぶ機会となるのです。

4 体験で態度を養う

　看護職として求められる態度を講義で聞いているだけでは，頭だけの理解にとどまってしまうでしょう。自分でやってみて，うまくできたり，失敗して間違っていたと気づいたりする機会があることで，態度を身につけていくのです。また，「こうしたらいい」「こうしたら違っていたようだから，次回はこうしてみよう」と自分で考えていくうちに，看護に対する考え(信念)もつくられていくでしょう。

　看護は看護職と患者との相互関係によって成立します。その際，看護職は目に見えない患者の気持ちや思い，身体的な痛みや快・不快の感覚を理解することが重要ですが，それは簡単なことではありません。自らが患者の痛みや快・不快を疑似体験したり，ロールプレイでその立場になって考えてみたり，実際にかかわってみて，振り返りながら学びとっていくことが求められるでしょう。体験し実感することで，患者をみる目や患者の心身の状況を理解する能力が養われ，状況への対応の仕方や患者への接し方がよりよいものになるに違いありません。

　とりわけ実習において学生が心に残る体験をすることは，学生のその後の看護観の形成に大きな影響を及ぼします。感謝されて喜びを感じるといった体験や，うまくできなくて落ち込むという体験など，体験は学

習者の感情を揺さぶります。このような体験は学生の態度にも大きく影響します。自分で考えて実践した看護によって患者によい効果を与える体験ができれば，よりよい看護を実践しようとする態度の育成につながるでしょう。患者の変化を体験することが，学生の実習に対する動機づけとなることも報告されています(三重野ほか 1992)。

こうした患者の変化を学生が体験するためには，できることだけを学生にさせればよいと考えてはいけません。その患者の優先度の高いニーズに対して看護実践し，患者によい変化を起こすことを意図して学生を支援していきます。指導者が学生を信頼し，学生がその信頼に応えて，患者によりよい変化を起こす体験が得られれば，患者のケアが動機となって看護職としての態度を形成することができるでしょう。

実習における本物体験は，患者のみでなく，現場の医療スタッフとかかわるなかで，医療専門職者としての態度を学んだり，学生同士励まし合ったり分担し合ったりしながら同僚に対する態度を身につけていく機会となります。さらに，患者の状態や症状，それにあわせた生活援助方法や治療支援方法など，学内で学習した知識を実際の看護場面に適用することが求められるので，既習の知識を復習して，技能を発揮できるよう練習を重ねる必要があります。そのため，今講義や演習で学んでいることを，実習に向けてしっかり理解しておこう，きっちりできるようになっていこうといったように，普段の学習への態度や意欲というものを高めることにもつながるでしょう。

⑤ 体験で課題対応能力を高める

看護師として現場で働くうえでは，日々起こるさまざまな課題に対応できる能力が必要です。「看護学教育モデル・コア・カリキュラム」(大学における看護系人材養成の在り方に関する検討会 2017)においても，「未知の課題に対して，自ら幅広く多様な情報を収集し，創造性の発揮と倫理的・道徳的な判断及び科学的根拠の選択によって課題解決に向けた対

応につなげる基盤を身につける」というように，根拠に基づいた課題対応能力の養成が求められています。このような課題対応能力の育成にも体験学習は期待されています。

　実習先の病院において学生は想像もしていなかった状況や患者に遭遇します。また，その状況や患者の様子は時間の経過とともに変化していきます。そのような現場に投げ出されてはじめて，学生は本当の課題対応に直面し，状況の把握や判断，根拠に基づいたケアの実施の必要性を学ぶのです。そのような学びは本物体験を重ねることで促されるでしょう。

6 体験で自己管理や社会性のスキルを高める

　体験学習では，知識，技能，態度，そして課題対応能力を高めていく以外に，自己管理や社会性のスキルも高めていくことができます。

　ローナ・フィリンら（フィリンほか 2012）は，自己管理や社会性のスキルを，**ノンテクニカルスキル♪**としてとらえ，専門職が有する専門知識や技能の総称であるテクニカルスキルを実効あるものとするために必須のものとして強調しています。

　このノンテクニカルスキルには，認知的スキル，対人スキル，ストレスと疲労の制御の3つの大きなカテゴリーがあり，さらに，認知的スキルには①状況認識，②意思決定，対人スキルには③コミュニケーション，④チームワーク，⑤リーダーシップ，そして，ストレスと疲労の制御には⑥ストレスマネジメント，⑦疲労への対処，の7つのカテゴリーがあります**（表1-1）**。

　患者の情報を収集したうえで患者の問題を明らかにしケアの方向性を定めるという看護過程を，講義で学んだだけでは実践できるようになりません。実際に目の前の患者から情報を得て，患者の状況を認識し，そのうえでケアの方向性を判断するという経験を積まなければ身につきません。その患者から情報を得るには，コミュニケーションスキルが必要

表1-1 ノンテクニカルスキルのカテゴリーと要素

大カテゴリー	カテゴリー	要素
認知的スキル	状況認識	情報の収集，情報の解釈，将来状態の予測
	意思決定	問題明示，代替案の比較検討，代替案の選択と実行，結果の評価
対人スキル	コミュニケーション	明瞭簡潔な情報の送出，情報交換中に背景と意図を含める，情報の受領・特に傾聴，コミュニケーションを阻害する要素の特定
	チームワーク	他者の支援，コンフリクトの解消，情報交換協調行動
	リーダーシップ	権威の利用，標準の維持，計画と優先順位付け，ワークロードとリソースの管理
ストレスと疲労の制御	ストレスマネジメント	ストレス兆候の発見，ストレス影響の認識，対処方略の実行
	疲労への対処	疲労兆候の発見，疲労影響の認識，対処方略の実行

フィリンほか(2012)をもとに作成

になります。講義でスキルの種類を教えられたとしても，実際に他者とかかわってスキルを使ってみないことには身につきません。さらに，ケアの方向性を判断できたとしても，患者に効果的なケアを行うには，対人スキルを駆使してほかの看護師や他職種と連携することが求められます。授業で提示された課題をグループで解決するなかで，チームワークやリーダーシップを習得していきます。

　また，ノンテクニカルスキルは，生まれつきもっている個性ではなく，体験学習を通して向上させることのできる自己管理や社会性のスキルとしてとらえられています。

2章

体験学習の原理を理解する

1 基盤となる学習観を理解する

1 自ら行い学び高めていく

　体験学習を支える学習観には，人は自ら行い学び，自らを高めていくというものがあります。この根底には，人それぞれに可能性があり成長できる，人は1人ひとりがそれぞれしっかり自分の頭で考え判断できるという考え方があります。教えられたことを自分の力にするためには自らが考えることが大事であり，一方的に教えられたことだけを頭に入れておけばよいというわけではないのです。

　こうした考え方は，教師は教え込み，子ども(学習者)はそれをしっかり覚えておけばよいという学習観(旧教育)からの脱却を目指す**新教育**🔖という潮流によるもので，19世紀の終わりころにエレン・ケイやデューイから発せられました。エレン・ケイは，その著書『児童の世紀』において，「教育の最大の秘訣は，教育しないことにある」と指摘するほど当時の教育を痛烈に批判しました。デューイも，教師が一方的に教え込むこれまでの教育を批判しました。そして，「教えられたものをそのまま受け入れるだけでは，今までと同じことしかできない人にしか育たない。今までと同じことをやっているだけでは，世のなかはよくならない。さまざまなことが急速に変化していく時代においては，自分自身で考えられる人を育てなくてはならない」と考え，教師が教え込むのではなく，子ども(学習者)が自ら行いながら考え学んでいく教育をしていこうという発想が生まれました。

また，「今日人々が自己の充実・啓発や生活の向上のために，自発的意思に基づいて行うことを基本とし，必要に応じて自己に適した手段・方法を自ら選んで，生涯を通じて行う学習」(中央教育審議会 1981)と定義される**生涯学習**🔖も，同様の学習観から発生しているものといえます。

2 学習者中心主義の教育

　人が自ら行い学び，自らを高めていくためには，**学習者中心主義**🔖の学習環境が必要となってきます。学習者中心主義とは，学習者が一方的に教えられるという受け身の立場ではなく，自らが学んでいく主体的な存在であるということです。このような視点を最も特徴的に表したのが，デューイの「子どもが太陽となり，その周囲を教育の諸々のいとなみが回転する。子どもが中心であり，この中心の周りに諸々のいとなみが組織される」(デューイ 1957, p. 45)という言葉です。この言葉には，教育の中心は学習者であり，教える側は学ぶ側の視点をもって教育の仕組みや方法，自らの役割を考えるものという学習観があり，本書もこの立場に立っています。

　このデューイをはじめとする学習者中心主義の教育という発想は，日本の教育にも大きな影響を与えています。2017 年に改訂された学習指導要領においても，子どもたちの新しい資質・能力の 3 本柱として，生きて働く「知識・技能」の習得，未知の状況にも適応できる「思考力・判断力・表現力等」の育成，学びを人生や社会に生かそうとする「学びに向かう力・人間性等」の涵養を挙げ，どのように子どもたちが自身で資質・能力をつけていくかという視点で教育改善が進められています。その力をつけるために「主体的・対話的で深い学び」としての**アクティブラーニング**🔖という学習方法が推奨されているのです。

2 体験を積み重ね能力を高めていく

■ 専門家の能力開発のモデル

　学習者自身が体験から学ぶための理論には，大きく2つの系統があります。1つは何度も同じことや類似したことの体験を繰り返すことで，自身の能力を高めるというものです。これは，習うより慣れろという言葉にあるように，野球の練習の千本ノックのように数をこなして能力を高めるものです。数をこなすなかで能力を高め自動化しているため，なぜそのようにするのかを聞かれても答えるのが難しい実践知といわれるような，能力の領域を高めていくものです。

　もう1つは自らに体験の意味を深く考え，そこから教訓を得るというものです。これは，自らが行った体験や，自らに降りかかった体験について，いったん立ち止まって振り返り，自身の感情や，体験の具体的な内容，自身が行った行動をとらえ直し，次からはどうしていこうかという今後の対応や行動を考え，教訓を得るというものです。あのことがあったから今の自分があるというような，大きな節目となることもあります。

　どちらも，知識を定着させたり，技能を身体に覚え込ませたり，態度のもととなる信念や意識を変容させていきますが，前者は特に知識と技能を，後者は態度を育てることに大きく影響を与えることが考えられます。

　この2つの理論系統を考えるには，ドナルド・ショーンの専門家についての考え方が参考になります。ショーンは専門家を**技術的熟達者**と**省察的実践家**の2つのモデルに分けました（ショーン　2007）。

　技術的熟達者とは，専門的で高度な知識や技能を身につけており，それに基づいて，目的を達成するために，どのような方法が有効かを決定し実施します。その場や状況に対応し，解決するよりも，一般的にあてはまる知識や法則を適用し課題を解決することに重点をおいています。

一方の省察的実践家は，複雑で一度きりの場面・文脈のなかで，適切に判断し行動して，そこから学んでいくことができる専門家です。行為全体を後で振り返るだけでなく，実際に行為をしながら振り返り，どのように応じたらよいのかをそのつど考え学んでいくことに重点をおいています。

　看護師という専門職は，この両方の専門家の要素を備えておく必要があります。患者のもつ課題を解決するためには，高度な知識や技能を適切な方法で実施すると同時に，場面・文脈に応じてそのつど考え対応し，学んでいくことが求められるからです。

② 実践することで深い理解を促す

　言葉を聞いたことはあっても，実際にはその意味を十分にわかっていないことは往々にしてあります。アメリカの教育学者デールは，言葉は知っているが，その言葉が本当にどのような意味をもっているかを理解していない人が多いことに問題を感じていました(Dale 1969)。そして，教育でのさまざまな活動を経験の円錐として図式化し，その底辺に近ければ近いほど知識の理解が深まると考えました**(図 2-1)**。

　このデールの経験の円錐では，底辺に最も具体的な，直接的・目的的体験がおかれています。これは本書でいう**本物体験**⚓ を指していると考えられます。ひながた体験は**シミュレーション教育**⚓，劇化された体験とはロールプレイとしてとらえることができ，これらは**疑似体験**⚓ を指しているでしょう。演示は見学ややり方をみせてもらう**参加体験**⚓ にあてはまるものです。

　一般的に知識を得るには，文字からの理解が重視されています。しかし，この円錐では最上部であって，文字や図だけより写真や動画でみたほうが，理解が進むとされています。たとえば，熱性痙攣について，教科書やスライドでの説明に加え，動画などで様子をみたりすると理解がより進むでしょう。さらには，その痙攣に対してどのように対応するか

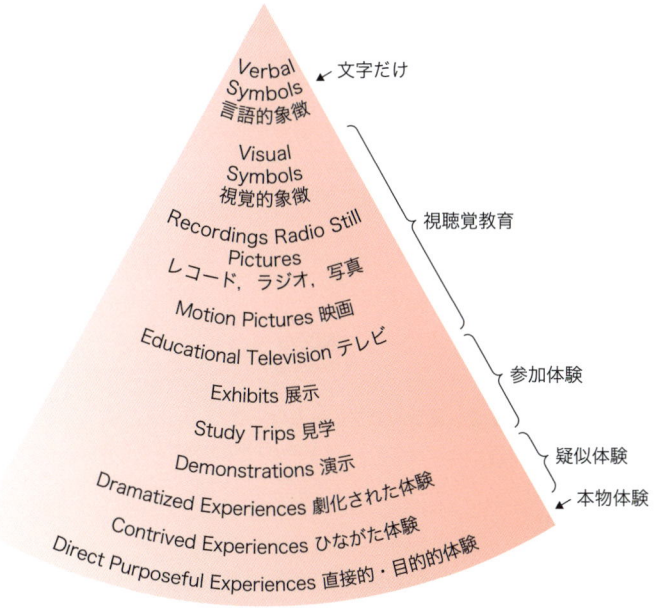

図2-1　デールの経験の円錐

Dale（1969）p. 107 に加筆

をシミュレーションで学んだり，実際にケアすることでより理解が深まっていくことでしょう。

　ただしこの階層は1つの目安であって，必ずしも実際に具体から抽象への厳密な段階があるわけではありません。文字だけによる知識でもそれまでの経験があれば深い理解につながることもあります。しかし，このデールの理論は，実際にやってみることによってさらに深い理解を促すという体験学習の重要性を指摘しているといえます。

3 できるようになることを目指す

　頭のなかで理解しているだけでなく実際の行動ができることを重視した人にミラーがいます。ミラーは，医療教育の目的が，優れた臨床家を

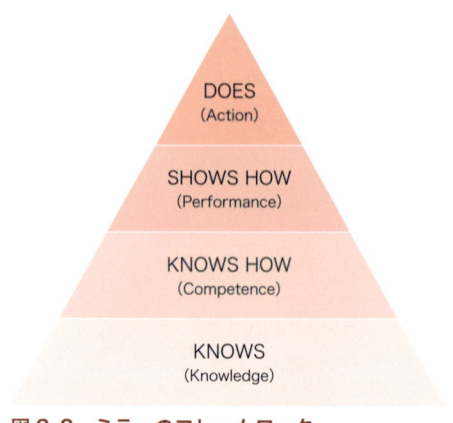

図 2-2　ミラーのフレームワーク

Miller（1990）p. S63 より転載

　育てることであるにもかかわらず，大半の養成機関では，テストといった知識レベルに偏って学生を評価していることに疑問を呈し，臨床の能力を妥当に評価できていないのではないかと指摘しました（Miller 1990）。そして臨床の能力についての枠組みを**図 2-2** のように示しました。

　このミラーのフレームワークは，4 つのカテゴリーが，三角形をつくるように構成されています。知っている（Knows）が基盤となり，やり方を知っている（Knows How），やり方を示せる（Shows How），臨床で実践できる（Does）の順でレベルが上がっていきます。

　臨床家になるには，臨床で実践できる段階に到達しておかなくてはなりません。知っているとやり方を知っているのレベルは，教員から教えられることで学べますが，やり方を示せる，臨床で実践できる，のレベルになるには，自身で何度も体験して身につけていく必要があります。

❹ 技能を習得する

(1) 技能の習得の特徴

　できないことができるようになるための学習を**技能学習**❡と呼び，わかることを目指す学習とは異なります。多くの技能は，一度やってみただけで習得できるものではなく，練習の繰り返しによって身につき上達していくものです。一度定着した技能は，すぐに忘れることなく長期間にわたって活用できます。

　技能には**暗黙知**❡が含まれているため，一般的に教えることは難しいといわれています。暗黙知とは，哲学者のポランニーが提唱した概念で，言語で明確に表現できない知識のことを指します。臨床知や実践知といった言葉で呼ばれることもあります。看護を行うための能力のなかには暗黙知が多く含まれることがたびたび指摘されています（ベナー2005，金井・楠見編 2012）。そのため，看護の授業では学生に技能を指導する場面が多くみられます。

　看護分野においては技能ではなく技術という用語が頻繁に使用されます。看護技術とは看護行為などの技能だけでなく問題解決能力や倫理的判断など，知識や態度を含む総合的な能力と考えられています。

(2) 技能学習の 3 段階

　技能の上達に関して，フィッツとポスナーの技能学習の 3 段階の理論が有名です（Fitts and Posner 1967）。フィッツらは，技能は認知的段階，体制化の段階，自動化の段階，の 3 つの段階を経て習得されると考えました。

　認知的段階とは，頭のなかで手順や注意点を確認しながら理解している段階です。体制化の段階とは，理解した動作を実行できる段階で，自動化の段階は，意識せずに一連の動作を実行できる段階です。この 3 段階はよく自転車の運転にたとえられます。認知的段階は，サドルに座る，ペダルを漕ぐと進む，ブレーキを引くと止まるということを頭で理

解している段階です。体制化の段階は転んだりフラフラしたりしながら体に覚えさせようと練習している段階です。意識せずに自転車が運転できるようになる最終段階が自動化の段階だといわれます。このように技能学習の段階を3段階に分類し，学習者がどの段階にいるのかを把握することで，指導者が何をすべきなのかが明確になるでしょう。

(3) 技能の定着の方法

指導者は，言葉や視覚で正しい動作を伝え，技能を細かく分類し，つまずきやすいところは丁寧に説明します。そして，**スモールステップの原理**を活用して，練習の機会を与え1つひとつ積み重ねて技能の定着を促します。

技能の定着には，難しい技能や疲労が起こりやすい技能の場合には**分散学習**が，練習を続けることによって要領がつかめるような複雑な技能の場合には**集中学習**が効果的です。また，習得すべき技能の全体をひとまとめにして練習する**全習法**と，技能を構成要素に分割して要素単位で練習する**分習法**もあります。一般的には，一連の流れを通して技能全体を練習させる全習法のほうが効果的であるとされています。しかし，技能の難易度，学生の能力，患者への負担などを考慮した結果，分習法のほうが効果的だと判断される場合もあります。

さらに，特定の課題に対して一定の基準だけを目標として練習を行う**固定練習**と，さまざまな基準が目標となっている**変動練習**という方法もあります。「寝衣交換」を例に挙げてみましょう。意識があり，点滴やドレーンが挿入されていない，臥床患者の寝衣交換の練習を繰り返し行うことは固定練習にあたります。変動練習では，意識のない患者，点滴やドレーンが挿入されている患者，急変の可能性のある患者など，患者のさまざまな状況に合わせた寝衣交換の練習を行います。

臨床現場ではさまざまな疾患や年齢，生活背景をもつ患者がいるため，一定の基準だけを目標とした固定練習は想定しにくいものです。しかし，学生が慣れていない複雑な課題では固定練習が効果的な場合もあ

ります。

(4) フィードバック

学生が練習している際に，教員は学生ができているところとできていないところを明確に伝え，こまめにフォローしながら学生の技能習得を支援します。このことを**フィードバック**🖋と呼びます。このとき，技能のポイントが記されたチェックリストを活用してもよいでしょう。

フィードバックはできるだけ早く行うことが望ましいです。そのことを**即時フィードバック**🖋と呼びます。実習ではさまざまな状況からすぐにフィードバックできない場合も考えられますが，なるべく早く教員がフィードバックする時間をつくることも重要です。

手順に関する側面では，使用する物品の準備に不足はなかったか，物品の配置は適切であったか，片づけが適切に行えたかといった点からフィードバックを行います。また，手順の正否だけではなく，さまざまな側面から細かく伝えましょう。たとえば，患者に関する側面として，①実施前後の身体面のアセスメントは適切であったか，②患者への説明，声かけは適切であったか，③安全・安楽に行えたか，④患者のプライバシーは保護できたかといった点からフィードバックをします。このとき，患者の状態や反応を学生と振り返り，患者に合った最善の方法で実施できたかという視点でフィードバックしていきましょう。

そして指導者は学習者が自立できるように徐々に手を放していきます。これを**フェーディング**🖋といいます。学習者が技能の根拠を説明し，自分で評価しながら，技能を確実に行えるよう，指導者は支援していきます。

５ 体験を学習に変えるサイクル

ただ体験しただけでは，学びにはつながりません。では，体験はどのように学びに変わるのでしょうか。その参考になるのがコルブの経験学

習のモデルです。コルブは，経験から知識を創造するプロセスを，4つの段階をもつ経験学習のモデルとして提唱し，実践での応用に広めました（Kolb 1984）**（図 2-3）**。

このモデルでは，人は①具体的な経験をし，②その経験に対して振り返りを行い，③概念化することで教訓を得て，④新しい状況に適用しながら実践に取り組んでいくというプロセスが示されています。コルブはこのように，「経験を変換することを通して知識を創造するプロセス」として学習をとらえ，経験を解釈してそこからどのような教訓を得るかを重要視し，経験学習サイクルを継続させる必要性を主張しました。つまり，単に経験を積むだけではなく，経験からいかに学ぶかが問われるのです。

経験学習のサイクルは，社会人が，日々の仕事を通してまったく未知の問題に立ち向かい，その経験を振り返り学んでいるという経路です。一方，教育プログラムとして学生に与える体験学習は，少し違ったプロセスをたどると考えられます。

教育プログラムとしての体験学習は，どのように体験という成長の源を，学校教育という意識的・意図的な教育課程で活かし，効果的な学習方法として活用するかという発想をもっています。そのため，あらかじめ学んで知識としてもっているものを，積極的に実践し，その実践体験

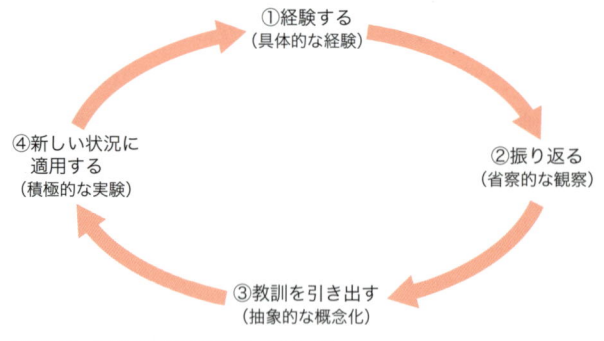

図 2-3　コルブの経験学習のモデル
Kolb（1984）をもとに作図．訳は松尾（2013）p. 35 を参考とした

を振り返り，さらに理解を深めていく，というサイクルでもあります。つまり，**図2-3**での，③から始まるサイクルです。

　いきなり体験を与えてしまうと**レディネス**🎵が整っていないため，十分な学びを得ることはできません。そのため，③事前学習やオリエンテーションによって頭のなかでいったん概念化させておきます。そのうえで，④実際の看護場面において現実の対象に対して主体的に実践し，①そのなかで体験し，②振り返りを通して，③′ 頭のなかの知識を確認しつつ，さらに深い学びを見つけたりし，次の実践につなげる，というサイクルになるのです。

6 アンラーンによって持論を捨てる

　体験学習では，体験したことを振り返り概念化し，次に活かすことができるよう持論を形成していきますが，今までにつくられていた持論が，体験を通して振り返ることによって見直されることもあり得ます。そうした，今までの持論を捨て去ることを**アンラーン**🎵といいます。学びを意味する"learn"に否定の"un"がついた言葉で，学び捨て，学習棄却，学びほぐしなどともいわれます(鶴見 2010)。

　このアンラーンは，自身の考えの前提を問い直し編み直すものです。たとえば，持論が新しい組織のなかで衝突したり，状況とかみ合わなかったり，自身の成長を阻害したりすることがあります。経験が邪魔をしているといわれ，自分の前提を捨て去って持論をつくり直すことが求められます。それは大きな負担になりますが，成長していくうえでは自らをみつめ直し，考えを編み直すことは必要です。

　こうしたアンラーンを考える際には，アージリスとショーンの**シングルループ学習**🎵，**ダブルループ学習**🎵の考え方が参考になります(Argyris and Schön 1978)。シングルループ学習とは，すでに備えている考え方や行動の枠組みに従って問題解決を図っていくことです。ダブルループ学習とは，既存の枠組を捨てて新しい考え方や行動の枠組みを取り込む

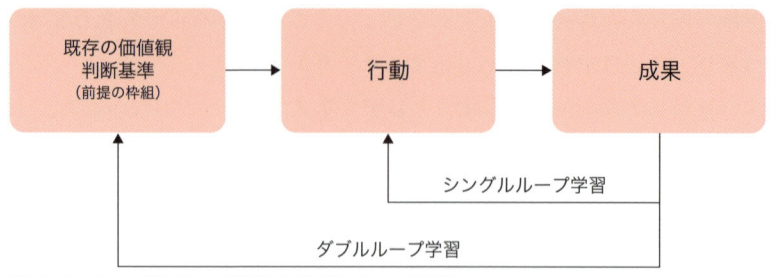

図2-4　シングルループ学習とダブルループ学習

Argyris and Schön（1978）をもとに作図

こと，つまりアンラーンと重なります。これまで通りの行動で成果が出ていれば，シングルループ学習のなかで微修正を行えばよいでしょう。しかし，これまで通りの行動で成果が出なければ，既存の価値観や判断基準の枠組みをとらえ直し，行動を改める必要があるかもしれません**（図2-4）**。体験はこうした既存の価値観や判断基準を見直すアンラーンのきっかけともなるものです。

> **コラム**　**体験から学ぶことを学生に委ねる**
>
> 　男性の学生Aさんが臨地実習ではじめて受け持った患者は，脳腫瘍のため日によっては動けないほどの頭痛があり，何日もベッド上で過ごし，入浴もできていませんでした。そこでAさんが清拭を勧めたところ「もう来ないでくれ」と言われたと，落胆した様子でカンファレンスルームに戻ってきました。
>
> 　Aさんにその場面の状況を尋ねたところ，「頭が痛いからやりたくない」という患者の発言に対し，「僕，頭痛って経験したことないんですよね。2時間前に痛み止め飲んだそうなので今は飲めないですね。先に体拭きませんか」と話していたことがわかりました。これでは患者が腹を立てるのも当然ですが，Aさん自身はその発言がまずかったことに気づいていないようでした。筆者は，ひとまずAさんの話を聞くだけにとどめ，その状況をカンファレンスで話し合ってみてはどうかと提案しました（もちろん，すぐに患者のもとにうかがってお詫びをし，実習

指導者にも状況報告をしました）。

　カンファレンスでは，「おなかが痛いとか歯が痛いとかはあるでしょ，そんなときにＡさんのような声かけをされたら怒るよね」「Ａさん，この間△△の科目で再試だったって困っていたけれど，私は再試になったことないからＡさんの気持ちわかんないんだよねって言われたらどう思う」など，Ａさんがイメージしやすい身近な具体例が次々と出てきました。

　すると，ある学生が「Ａさんだって今回のことははじめてのことだからわからなくても仕方ないよ。この後どうするか考えよう」と発言しました。その後は，患者にどう話したらよかったのかを議論しました。Ａさんは，カンファレンスが終わってすぐに患者のもとに行き，自分が患者の気持ちを考えていなかったことを謝りました。少し時間はかかりましたが，最終的には患者との関係が改善されました。

　このケースでは，カンファレンスによって学生同士の振り返りがうまく進められ，結果的に当事者のＡさんが自分自身で答えを見出し，行動に移すことができました。教員が一方的に学生を叱り，答えを導くだけでは，学生自身の省察や気づきの幅を狭めてしまうことがあります。Ａさんの失敗体験から何を学ぶかを学生に委ねてみたことが，筆者自身にとっても学習になり，その後の教育活動に活かされています。

（嶋﨑和代）

3　他者とかかわり合って能力を高めていく

■ かかわり合って学ぶ

　体験学習は他者との相互作用によって成り立つものです。体験学習では，学生は常にほかの学生，教員，指導者，患者，家族，地域の方々といったようにさまざまな他者とかかわり合っています。他者とかかわり合いながら体験するなかで，自身の現状と求められる水準とのギャップに気づき，自身の改善点を把握し，修正することを通して最終的に自身の力を高めていきます（高橋 2018）。

　さらに，相手にとっても自身は影響を与える存在です。自分が他者か

ら影響を受けて，気づきや学び，成長を得ていくだけでなく，自分が他者に影響を与え，他者の気づきや学び，成長を促しもします。これまでの経験から得たことや一緒に体験して感じたことを，他者に伝えるというのは，自らの経験の振り返りにつながり，自らの学びになり，それと同時に，他者にとっては別の気づきや視点を知ることになり，他者の学びにもなります(ノールズ 2002)。自分に起きたことの意味や得たものを人と共有することがお互いの学びを加速させます。体験学習では学生同士がそうした体験の共有から学べる機会になるようにしていくことを意識しましょう。

❷ 人は集団のなかで学ぶ

人は集団のなかでの体験を積み重ねて学んでいきます。自分が所属する集団のなかで体験を積み重ね集団のもつスキルや価値観を学んでいくという議論は，レイヴとウェンガーの実践共同体での学びが特に有名です(レイヴとウェンガー 1993)。

レイヴとウェンガーは，メキシコのユカタン半島の産婆など徒弟制的な共同体で行われている教育的営みのなかで，新人がどのようにして一人前になっていくのかを探究しました。たとえば，産婆見習いの少女は，ベテラン産婆である母親から特段何も教えられることはなく，母親(ベテラン産婆)が出産前のマッサージを施している間，部屋の隅で座ってその様子をみていたり，難しいケースや成功した結果などを聞いていたりします。そして，成長するにつれて使い走りや出産後の健診に同行したりしながら，徐々に知識やスキルを身につけ，どこかの時点で自分がこの仕事を実際にしたいと決意して，専門職としてのスキルをさらに高めていくという具合です。

こうした学習では，はじめは新参者のため責任は軽いながらも，正統なメンバーとしてとらえられます。このことを**正統的周辺参加**と呼びます。そして集団のもつ文脈や状況に根づいているスキルや価値観を，

学習者が熟練者の観察・模倣を通して獲得していきます(状況に埋め込まれた学習：situated learning)。そして，自分なりの工夫や方法を生み出したり，参加の増大(十全的参加：full participation)に伴いメンバーに認められ仕事を任されたり，新しい役割や役職を担ったりして，モチベーションを上げ自己意識の変容をさせていくと考えられています。

この考え方を看護教育にあてはめてみましょう。初学者であるため責任は軽いながらも，看護職を目指す正統なメンバーとして，病院見学などの参加体験や，シミュレーションなどの疑似体験によって，看護職としての価値観やスキルを観察したり模倣したりしながら獲得していきます。やがて，実習指導や実際に看護職として働き始めて本物体験を重ねていくなかで，新しい役割や役職を得て，専門職としてのスキルを高めていくのです。

❸ 人とのかかわりで認識が変容する

人とのかかわりのなかで自身の認識の枠組みを変えていくという議論は，メジローの意識変容の学習プロセスを参考にすることができます。メジローは，振り返りによる学習をさらに発展させ，学習を，新たなあるいは改められた経験の意味の解釈を将来の行動の指針とするために，以前の解釈を利用するプロセスとしてとらえています。そして，人は批判的に振り返ることによって，自己の思考や行為を束縛している解釈・認識の準拠枠を再構築させていくという，変容的学習という概念を提唱しました(メジロー 2012)。つまり，人は子どもの頃から準拠枠となるパースペクティブというものの見方を獲得していて，その前提を問い直しアンラーンしながら自身の認識を変容させていくということです。そして，そのメジローの変容的学習を，クラントンは**図 2-5** のようにモデル化しています(クラントン 1999)。

ものの見方は通常，安定しているものです。そこに「まわりの人」や「出来事」「背景の変化」という刺激が与えられ，もしかして今までの考え

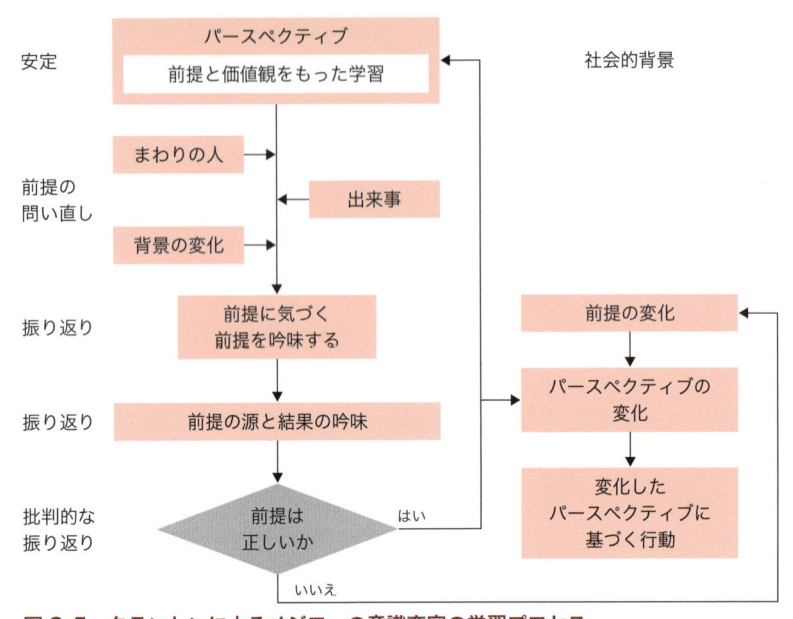

図2-5　クラントンによるメジローの意識変容の学習プロセス

パトリシア・A・クラントン（1999）：おとなの学びを拓く─自己決定と意識変容をめざして，p. 206，鳳書房より転載

方が間違っているのかなと吟味するようになります。吟味した結果，正しいと思ったら再度安定し，修正が必要だと思ったら，ものの見方を変化させ，それに基づいて行動するでしょう。このモデルでは，ものの見方の前提を問い直すうえで，「まわりの人」「出来事」「背景の変化」が重要な要素として示されています。前提の問い直しのきっかけとなる「出来事」は体験そのものです。「まわりの人」とは，その人たちとのかかわりを指し，大きな1つの事柄としてとらえ，人とのかかわりをきっかけに自身の認識を変容させて，行動も変化させていくことが示されています。

④ 協力し合えばより高い学びが得られる

　他者と協力し合えば，より高い水準の学びが得られることも指摘されています。ヴィゴツキーは，人が学習によって到達できる水準には，1人で到達できる水準(現下の発達水準)と，他者からの助力や相互作用によって到達できる水準(共同のなかで到達する水準)が存在するといいます(ヴィゴツキー 2001)。ヴィゴツキーは，その1人で到達できる水準と，他者からの助力や相互作用によって到達できる水準の差を，「発達の最近接領域」と名づけました。ほかの学生や教員といった他者からの働きかけ，かかわり，支援によってよりいっそう高い学びが実現される領域があることを指摘しています(図2-6)。

　協力し合って何かができるようになるというのは，そのままでも成功体験になり大きな学びとなるでしょう。また，自分1人でずっと考えていて解決策がうまく出なくても，「三人寄れば文殊の知恵」ということわざもあるように，同級生と一緒に考えたり，先輩に相談したりすれば，よりよい考えが生まれることも多くあります。

　体験学習では，活動自体や振り返りを，ペアやグループで行うことが多くあるでしょう。それらは**協同学習**✐や**相互評価**✐と呼ばれ，ヴィゴツキーの発達の最近接領域の発想が根底にあるからととらえてもよいでしょう。ペアやグループで考えることで，同じ体験をしていても，さま

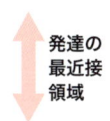

他者からの助力や 相互作用によって到達できる （共同のなかで到達する水準）	発達の 最近接 領域
1人で到達できる（現下の発達水準）	

図2-6　ヴィゴツキーの発達の最近接領域

ヴィゴツキー(2001)をもとに作図

ざまな考え方ができるということを知り，大きな学びになります。

5 専門が違う人から学ぶ

　個人が普段属する集団から離れ，異なった考え方をもつ集団でさまざまな人と協働することで学びが促進されるという議論があります。それを一般的に水平的な学習といいます。

　エンゲストロームは，「発達は，レベルを垂直的に超えていくことにとどまるのではなく，境界を水平的に横切っていくことでもあると見なされるべきである」と指摘しています(エンゲストローム 1999)。そして，すばやく変化する予測不能な現場のニーズに応えるためには，固定された組織内だけでなく，**ノットワーク**♪と呼ばれるさまざまな専門性をもつ人たちとの柔軟な協働も求められていると指摘しました。また，そうした協働構成的な仕事を遂行していくためには，閉ざされた領域での体系的な専門知識を習得していく垂直的な次元の学習のみでは不十分であるといいました。そして，専門を越え，組織を越えて協働し，問題を解決しながら学ぶという水平的な次元の学習が必要であると強調したのです(エンゲストローム 2013)。ここでいう協働構成的な仕事とは，クライアントとパートナーシップを築き，継続的に対話を重ねながら，変化していくニーズに対応していく性質の仕事であり，その典型例として，患者が複数の病気をもつ場合のメディカルケアが挙げられています。

　また，境界を越えて**チーミング**♪，つまりその時々のチームづくりの障害を克服することで，個人には貴重な学びが，組織には重要な競争優位がもたらされるとしています(エドモンドソン 2014)。あらゆる種類の境界を越えてチーミングを行うことにより，チームメンバーは，他分野の知識を増やし，他地域の組織にいる仲間との間にネットワークを広げ，境界をつなぐスキルを高めることができる可能性があると指摘しています。医療教育において現在多く行われている，「複数の領域の専門職者が連携およびケアの質を改善するために，同じ場所で共に学び，お

互いから学び合いながら，お互いのことを学ぶ」(埼玉県立大学 2009)という，**専門職連携教育**も同様の考え方から出ているものとしてとらえることができます。こうした専門職者同士の連携は，医療を円滑に行うために求められているだけでなく，連携による各専門職者自身の能力獲得も期待されているのでしょう。

3 章
体験学習を促す教育方法を理解する

1 体験学習を促す指針を理解する

■ 最終的には自律して学べるようになること

　講義などと同様に体験学習においても，学習目標を指し示すのは教員ですが，実際に体験をして学ぶのは学生です。知識を伝える講義においては，わかりやすい資料をつくったり，何度も小テストを繰り返したりして，知識の定着を図るために教員が支援できることがいくつかありますが，体験学習における学生の学びには教員の支援に限界を感じやすいといえます。とはいえ，教員が何も支援せずに学生に体験させっぱなしでは，体験からの学習が深まったり広がったりせず，せっかくの体験が活かされません。

　では，学生が体験から十分に学習できるために，教員は何ができるのでしょうか。卒業までに，学生自身の自律性を高めて，自分1人でも体験しながら学べるように育てることは教員の重要な責務でしょう。つまり，学生が就職後に，日頃の業務での体験からスキルを高めたり，研修を体験ととらえ，そこで得た知識を深めたり，実践したりできるようになれば，教員としての役割は十分に果たせているといえるでしょう。学生のときから振り返りが習慣となれば，新人として現場に臨んだとき，少しでも体験から学ぶことができます。体験したことの意味を冷静に分析することで，うまくいかないことがあっても前向きに納得することもできるでしょう。そのためには，教員は学生が体験を振り返り，教訓を得られるように支援する必要があるのです。

❷ 次の世代の担い手を育てる

体験学習を支える学習観には，人が自ら行い学び，自らを高めていくための能力をつけるための教育，すなわち**学習者中心主義**♪の教育があります。このような教育では，学生が実践しながら考え学び，変化に応じて思考し対応できる次世代の担い手を育てています。弟子がその師よりも優れていることを示す 出 藍の誉れという言葉もあるように，早く自分に追いつき，いつかは追い抜いて，これからの看護をしっかり担ってほしいという思いが教員には求められるでしょう。

次世代の担い手を育てるには，教員の学生に対するまなざしを見直す必要があるかもしれません。教員は学生への指導が熱心であればあるほど，「これくらいはできるはず」だと学生に大きな期待を寄せてしまいがちではないでしょうか。そして，つい「なぜこんなことも知らないのか」「なぜこの程度のことができないのか」と思ってしまうことはないでしょうか。しかし，このように学生を厳しく評価してしまうと，学生の意欲をそいでしまいます。学生は，何をやってもダメだと**自己効力感**♪を失ったり，「どうせ怒られるなら何もしない」ということを選択し，自ら行動してみよう，考えてみようという気持ちをなくしてしまったりするかもしれません。また，「あの先生には自分が思ったことを正直に言わないほうがよい」と判断すれば，教員自身が学生を正しく理解する機会を失ってしまいます。

体験からの学びはこれまでの連続性ですので，学生のこれまでの体験が教員と同じであるはずはなく，教員が期待しているほど学生の学習は進まないのは当然といえるでしょう。たとえば，料理の際に，マッチどころかオール電化でガスの火も見たこともない学生もいます。それほど体験からの学びをもたらす環境は大きく変わっているのです。体験学習の背景が教員と学生とでは大きく異なることを認識し，学生が自ら考え行動したことは，期待していたほど十分ではなかったとしても評価したいものです。

また，学生に「何もできない」とレッテルを貼ってしまうと，それが成長を妨げる要因になってしまいます(**ゴーレム効果**🗝)。逆に，教員が学生を信頼し成長を期待すれば，学生はその期待にこたえようと自ら行動し学ぶようになり，大きく成長します(**ピグマリオン効果**🗝)。教員が学生の小さな成長をとらえて，それを評価することを重ねていくことで，学生は体験から多くのことを学びとるようになるものです。

❸ 学生を信じて任せる

体験学習では，学生の**レディネス**🗝やレベルをある程度把握し，十分なフォローができる範囲内で任せる，失敗してもフォローできる環境を整えることも必要となってきます。失敗してもかまわない環境がシミュレーションという**疑似体験**🗝の場ですし，学生だからこそ許されるというものでもあります。しかし，**本物体験**🗝もいずれ必要になります。

たとえば，赤ちゃんの入浴といったものは，確かに知識や経験が十分でない学生では心配で，赤ちゃんを危険に晒すのではないか，見学だけのほうがよいのではないかと思うのは自然なことです。しかし，見学だけでは，学生はいつまでたっても実際を体験できず，知識も技能も習得する機会が得られません。実際に赤ちゃんに触ってみることで，赤ちゃんの重さや柔らかさ，どのように支えると動きにくいのか，足を沐浴槽の端に当ててあげると安定するなどといったことを体感的に知ることができます。

ついつい教員は患者のことを考えて，看護師として立ち振る舞ってしまいがちですが，安全を確保しながら，学生に体験から学習する機会を与える必要があります。学生の行為，目線，抱き方，ぎこちなさや立ち位置などを確認して，のちに適切に**フィードバック**🗝をして振り返りを促しましょう。

また，学生同士での成長し合う力も信じましょう。学生同士は，これまでの経験の程度やレディネスが近く，また励まし合ったり，気づいた

点を指摘し合ったり，自分なりのコツを紹介したり，お互いを高め合う存在となりえます。

臨地実習における本物体験では，はじめて現場に出ることで，さまざまな**リアリティショック**♪を受けることがあります。たとえば，重い病気の人をはじめてみたという学生もいますし，小児の患者を目の当たりにして強いショックを受け，一時的に取り乱してしまう学生もいます。そうしたときにも学生同士は，カンファレンスなどで自身の体験を語っているうちに，たとえ違う患者を対象としていても，共通項を自分たちでみつけ，課題を共有し，たくましく成長します。そこには，お互いにフォローし合いながら，自分たちで学び合う関係ができています。

体験学習において教員が一切かかわる必要はないということではありませんが，学生を信じて任せてもよい部分は多いのではないでしょうか。

2 体験学習を促すための理論を理解する

■ 1人でできるように段階を踏む

学生が1人でできるようになるための支援のヒントとして，コリンズらの議論があります（Collins ほか 1989）。コリンズらは，レイヴとウェンガーと同じように，伝統的な徒弟制のなかでの親方と弟子のかかわり方について検討し，**認知的徒弟制**♪という，さまざまな学習環境で活用できる能力開発を促す方法を提唱しました（**表 3-1**）。

まず教員や指導者が手本を見せ（**モデリング**♪），学生が行っているときに助言を与えます（**コーチング**♪）。その後は学生主体で活動を重ね，必要な場合のみ支援して（**スキャフォールディング**♪），次第に支援を減らしていきます（**フェーディング**♪）。この一連のプロセスで，本人が1人でできるようにしていくというかかわり方です。

このようなかかわり方は時間と手間はかかりますが，学生が自分でできるようになるには有効な方法の1つでしょう。

表 3-1　認知的徒弟制での学習支援方法

1. モデリング （modeling）	学習者が観察できるように熟達者が作業を行う
2. コーチング （coaching）	学習者が作業している間，熟達者がその様子を観察し助言を与える
3. スキャフォールディング （scaffolding）	学習者が作業をやり遂げることができるよう熟達者が支援する
4. フェーディング （fading）	次第に支援を減らしていく

Collins ほか（1989）をもとに作表

② 背伸びする機会を与える

　学生には，レディネスに合った体験を与えましょう。どのような体験が学びを促進させるかという問いについては，経営学の分野で一定の解答が出ています。

　能力向上につながる体験とは，**発達的挑戦**🖊と位置づけられる体験であるとされています（松尾 2013）。具体的には，これまでほとんどやったことのない不慣れな仕事，新しいことをやってみるという変化の創出，当事者意識と責任感を生む高いレベルの責任，専門や職場の違う相手と境界を越えて働く経験といったものがあります**（図 3-1）**。

　不慣れな仕事や変化の創出といった新しいことに挑戦していくことは，さまざまな能力を高めるでしょう。高いレベルの責任をもつと，よりいっそう真剣に考え行動したり，部下や後輩に指導したりします。境界を越えて働く経験は，自身のもつ常識がそのまま通用しないため，相手にわかるよう説明したり，信頼を得られるよう熱心に行動したりすることが必要となってきます。このような発達的挑戦が，従来の思考方法や行動を見直し，新しいやり方を考える機会となって，現状の能力と望ましい能力のギャップを埋めるよう動機づけられ学習を促進していくと指摘されています。

　体験学習として学生に提供する場合は，学生のレディネスからみると

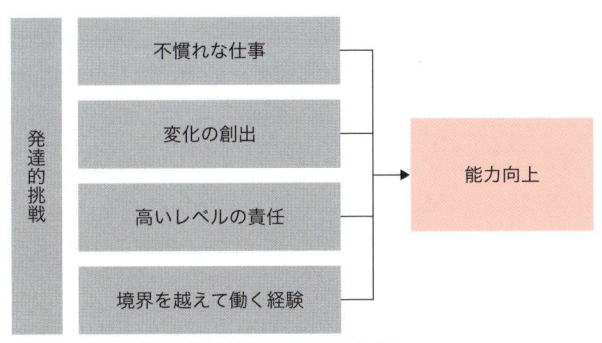

図 3-1　学びを促進する体験：発達的挑戦

松尾睦(2013)：成長する管理職, p.41, 東洋経済新報社より転載

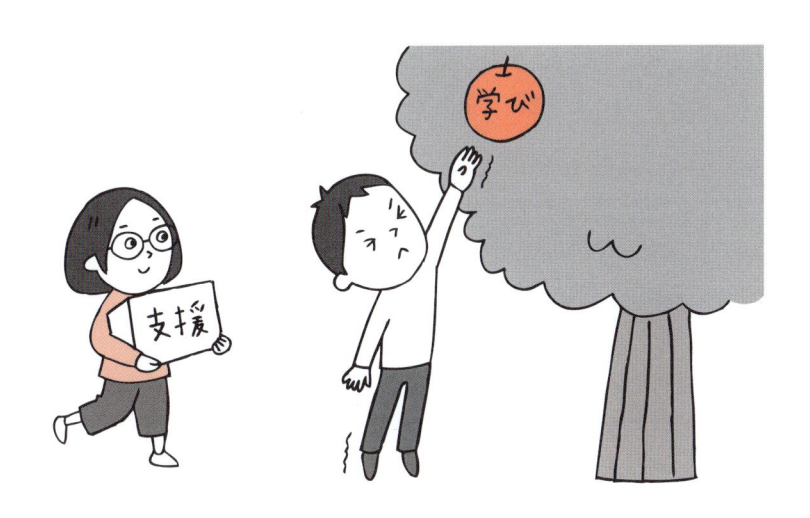

難しいけれど支援があれば何とか取り組むことができるという具合の「発達的挑戦」としての活動を考えるとよいでしょう。

❸ 没頭する課題を与える

チクセントミハイは，能力と課題の難易度のバランスがとれた適度に

挑戦的な課題に，時が経つのも忘れて没頭できる，内発的に動機づけられた自己の没入感覚を伴う楽しい体験を，最適体験(optimal experience)ととらえています(チクセントミハイ 1996)。そしてこの最適体験が継続できる状態を**フロー**♪(flow)と名づけ，人がフローを通してより複雑な能力や技能をもった存在へと成長していく過程があると指摘しています。この過程を浅川は**図 3-2** のように「フロー体験の力動論モデル」としてモデル化しています(浅川 2012)。

図中の A_1 では，自分のもつ能力と活動が要求する能力(挑戦)がともに低いレベルですが，吊り合った状態にあり，その活動を楽しいと思うことができるレベルです。しかし，そのまま活動を継続し，自身の能力が高まれば，その活動を退屈に感じ始めます(A_2)。あるいは，突然難しい挑戦に直面すれば，自身の能力不足に不安を感じる状態に陥ります(A_3)。退屈と不安の状態では不快な体験が継続されるため，再びフ

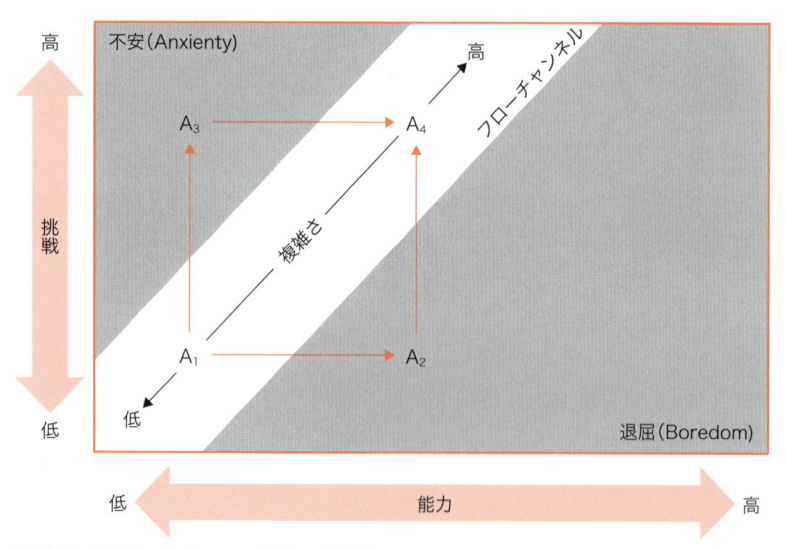

図 3-2　浅川によるフロー体験の力動論モデル
浅川希洋志(2012)：楽しさと最適発達の現象学：フロー理論，鹿毛雅治編：モチベーションをまなぶ 12 の理論，p. 169，金剛出版より転載

ローの心地よい状態へ戻るよう動機づけられます。A_2 の退屈状態にあれば，立ち向かう挑戦のレベルを上げ，また A_3 の不安状態にあれば，自分の能力を向上させ，より高いレベルである A_4 の段階でのフロー状態に戻ろうとします。

A_1 と A_4 はともにフロー状態を表していますが，A_4 は A_1 よりも，より複雑な能力に基づく段階であるため，これら 2 つの状態は大きく異なります。また，A_4 もずっと安定した状態ではありません。このレベルの挑戦に再び新鮮さを失い退屈したり，より高いレベルの挑戦に遭遇して自身の相対的に低い能力に不安を感じるようになります。そこで，これらの不快な状態を抜け出し，A_4 よりもさらに高いレベルでフローを体験するために，再び新たな活動へと向かっていくことになります。このようなフロー体験を通して，人はより複雑な能力や技能を身につけた存在へと成長していくのです。

学生に体験を与える際には，以上のようなフロー体験の考え方を参考に計画していきましょう。

❹ 振り返りを上手に支援する

学生が体験からどれだけ学べるかは，どれだけ深く振り返ることができるかにかかっています。ギブスは，振り返りのプロセスを，**リフレクティブサイクル**♪として示しています（Gibbs 1988）**（図 3-3）**。この基本的なサイクルに沿うことで，学生の深い振り返りをうまく支援することができるでしょう。

「記述・描写」とは，何が起こったのかという事実を表すことです。プロセスレコードや記録シートなどを活用し，とらえている事柄や感情をまず学生が記述・描写します。それに基づき会話をすると振り返りを深める支援ができるでしょう。

「感覚」とは，起こった事実に対して自分はどのような印象をもったかを率直に示すことです。体験してすぐに冷静に原因や状況を分析するこ

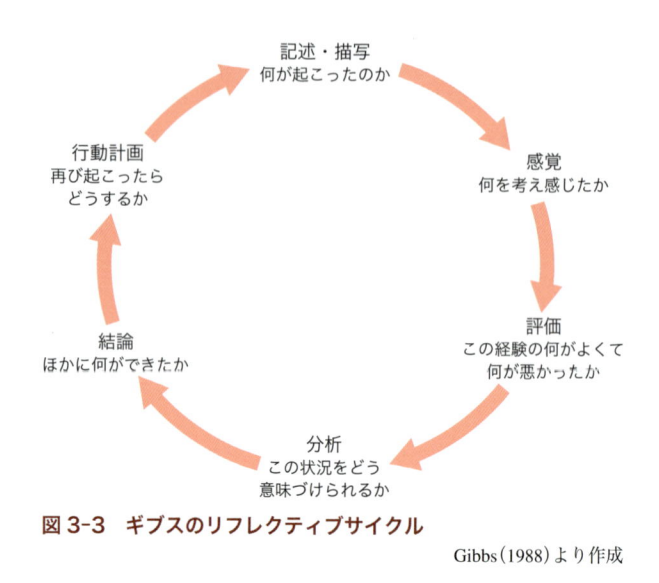

図 3-3　ギブスのリフレクティブサイクル

Gibbs（1988）より作成

とは難しいため，体験したこと・起こったことについて，どのように感じたのかを表出します。起こったことについてどのように感じたのか率直に表すことは，振り返りを進めていくうえで非常に重要なプロセスです。ファシリテーションの手法としても，「体験してどんなことを学べましたか」といきなり聞いてしまうと，学生はそこまで到達しておらず考え込んでしまうため，「このようなことに直面して，どのように感じましたか」からはじめることを推奨しています。

　「評価」とは，起こった体験が自分や患者，家族といった周りの人にとってどの点がよくて，どの点が悪かったかを自分で判断することです。「分析」とは，体験が起こった状況を構造的にとらえ，自分にとってもこの体験はどのような意味があったか，客観的に意味づけすることです。評価と分析は自分に起こった体験を客観的にとらえるためのプロセスです。

　「結論」は，ここまでの分析を踏まえて，自分にはほかに何ができたかを考えます。そして，「行動計画」では，再び同じようなことが起こった

ら自分はどうするかという改善点を見出します。結論と行動計画の段階に至ることで，体験を振り返り，教訓を得ることができるのです。

> **コラム　知識と身体感覚を一致させる**
>
> 　例年，清潔援助に必要な適温の湯を準備することがなかなかできない学生をみかけます。学生の様子を観察していると，自分の手は出さずに，蛇口から出した湯に水温計をあて，目盛りが上がるのをじっと待っていたりします。「清水用バケツに用意する 50℃以上というのは，手が入れられないぐらいの温度」「40℃前後というのはあなたが普段つかっているお風呂ぐらいの温度」と説明しても，実際に自分の手で確認しようとはしません。洗髪や足浴に適した湯温は 40℃前後と答えることができ，自分が 40℃前後の湯につかる体験をしていても，それが結びついていないのです。
>
> 　そのようなときには，少しスパルタ手法を使うことがあります。50℃以上の湯と 40℃前後の湯を用意し，両方に手を入れさせてみます。50℃以上の湯に手を入れると，学生は驚いてすぐに引っ込めます。「熱い！」と驚かせることで，ようやく体験学習が成立するのです。また，道具や機器に頼るだけではなく，学生の身体感覚を，学生自身が信じられるレベルに鍛えるということも大切です。
>
> 　食事介助時の誤嚥予防策に「頸部前屈位」という姿勢があります。この用語を覚え，上体挙上の角度を述べることができても，顎の角度をうまく調整することができない学生もいます。これもややスパルタ的ですが，頸部前屈位と頸部後屈位の両方で水分を摂らせてみます。なかにはむせこむ学生もおり，それを自分で体験して初めて，誤嚥のリスクを実感します。飲み込みやすい角度に調整し，「二重顎になるような角度だよ」と笑わせると，確実に覚えるようです。
>
> 　感情が学習に大きな影響をもたらすことは，すでに知られています。これに，学生の安全を保障しつつも，ときにはインパクトのある知覚体験を加えることも必要かもしれません。驚かせたり笑わせたりといった感情の刺激と，皮膚感覚や深部感覚といった身体感覚の刺激を同時に与え，そこに言語教示を加えることで体験学習をより促進させることができるのではないでしょうか。　　　　　　（嶋﨑和代）

3 体験学習における教員の役割を理解する

1 教員は幅広い役割を担う

　教員には，計画者，教材開発者，評価者，情報提供者，ファシリテーター，**ロールモデル**♪の6つの役割があります(中井・小林編 2015)。体験学習においてもすべての役割が求められますが，特に計画者，ファシリテーター，情報提供者，評価者としての責任が重要となるでしょう。

　まず，計画者として体験学習を綿密に準備します。準備がうまくできていなければ，体験学習が円滑に行われません。学習の成果も上がらず，妥当な評価ができないでしょう。体験学習を実践するうえでの出発点として，準備は大切なものです。

　体験学習の主人公は学生自身ですが，「主人公は学生なので，教員は何もしなくてよい」ということではありません。医療現場における体験学習においては患者の安全を保障するために，学生が考えた看護計画や行動計画が，教員や実習指導者からみると不十分なため許可が下りず実践できないということもあります。このときに大切なことは，「自分で考えても無駄」「指導者の言った通りにしておけばいい」という気持ちに学生がならないように教員がかかわることです。教員には，学生が患者をどのように理解し，なぜこの看護計画を立案してきたのか，学生の思考過程を一緒に確認していきながら，学生自らが自分の考えの矛盾や無鉄砲さに気がついていくよう導く役割が求められます。

　また，学生は体験学習で数多くの体験をします。特に臨地実習でははじめての体験が連続して降りかかり，自分自身の現在の能力では処理しきれない課題も多くあります。このとき教員がファシリテーターや情報提供者として考えを深められるよう導いていくことが求められます。たとえば，体験を振り返る時間と場所を用意し，学生の感情や考えを引き出し，必要に応じて理論的・技術的なアドバイスを行い，学生の体験を学びに変えるための支援をするとよいでしょう。

そして，教員には，学生の行動や，体験を通して出てきた意見などに対して適切なフィードバックを行い，より望ましい方向へと成長を促していくという評価者としての役割も求められます。なお，評価の対象は学生だけでなく，教員である自分自身も含まれます。実施した体験学習を振り返り，準備や学生へのかかわりがどうであったかを評価し改善点を見出しながら教員自身も体験から学んでいくという姿勢が求められます。

❷ 学び合う同行者でもある

学生の体験からの学びを通して，教員も学ばせられることは少なくありません。1人の人間が経験できる数には限りがあることから，教員であっても，学生が体験していることを経験したことがないという場合もあるでしょう。また，学生の体験を通して教員も新たに考える機会を得たり，学生の意見や提案に「それはなかなかいい方法だな」と気づかされたりすることもあるでしょう。

体験学習においては，前述の6つの役割とは別に，もう1つ，同行者としての役割もあるといわれています(安永 2012)。同行者とはともに旅をする仲間という意味が込められています。体験学習のなかで学生同士が学び合うのと同様に，教員も学生と学び合う立場にあるということです。

つまり，学生を一方的に，教員が用意した体験から学ばせようとするのではなく，学生と一緒に体験し考えるという姿勢をもつということです。学生とともに体験し学習するということは，学生の意見や考えを傾聴し，互いに議論をしながら考えていくことになります。自分の考えが大切にされる体験が，自分で考えようとする看護職を育てることにつながるに違いありません。

第 2 部

体験学習の方法

4 章

体験学習を計画する

1 体験学習を計画する意義

　体験学習の成功の決め手は，体験と知識の統合を図ることにあります。そのために教員は，学生が体験を言語化し，その体験の意味を整理し，体験から学びとることができるように，手助けする必要があります。つまり，体験学習を教育プログラムとして機能させるためには，学生の効果的な成長の促進をねらい，意識的・意図的に計画することになります。そのため，入念に準備を行います。準備ができていないと，円滑に学習が進まず，学生の効果的な成長につなげることが難しくなります。また，意図した体験の場から期待する学びが得られず妥当な評価も行えなくなるのです。

　このほかにも，体験学習で準備が必要となる理由には以下の 3 点があります。

（1）学習目標に適した場の提供と調整のため

　教員が責任をもって体験の場を準備することで，学習目標に合った体験の場を提供することができ，また不備な点があれば改善することで，常に学びが起こる最適な場を提供できるようになります。その学びの場がエリクソンの「よく考えられた実践」であれば，個人の成長にもつながりやすいといわれています(松尾 2011)。「よく考えられた実践」とは，学生にとって到達するには適度に難しく，学生の活動のよい点や改善点に関する**フィードバック**が得られ，それらの情報を活かして何度も挑戦できる機会があるようなものをいいます。

体験学習を実践する際には，学生の学習や成長に大きな影響を与える体験を教員がマネジメントすること，つまり学生が良質な体験を積めるよう計画し，その体験からより多くのものが学べるようにかかわっていくという強い意識と工夫が必要です。

(2) 学生が学習目標や活動内容を理解し主体的に参加するため

　主体的な学習を促すためには，学習目標や評価方法，活動内容などの具体的な提示が欠かせません。学生は，体験学習を通して成長した自分をイメージできると，能動的に学ぶことを楽しめるようになります。

　学生が活動の学習目標を把握できるようにするには，**シラバス**や実習要項を用意しておきます。学生は，シラバスや実習要項に提示される学習目標や評価方法，活動内容などから，看護師に求められる能力と行動も知ることができます。

(3) ほかの教員や関係者と学習目標や活動内容を共有するため

　体験学習は 1 人の教員で進められるものではなく，ほかの教員や実習指導者，施設の関係者など数多くの協力者がかかわっています。さまざまな考え方や立場の人が学生の学習を促していくため，実施要項などで詳細を示しておく必要があります。たとえば，体験学習をする学生にどのような**レディネス**があるか，どのような能力をつけることを目指しているのか，協力者にはどのような指導や対応をお願いしたいのかといったことを丁寧に記します。そうすることで，体験学習にかかわる人たちと認識を共有でき，学生への対応が的確に行われるようになります。

2 学びにつながる体験を計画する

■1 カリキュラムでの位置づけを確認する

　看護教育では，これまでも臨地実習や演習などの**シミュレーション教育**といった体験学習が取り入れられており，すでに**カリキュラム**において位置づけられています。また，教育機関ごとに，卒業時までに獲得しておくべき能力を測定する指標も作成されている場合があるでしょう。まずは，カリキュラムにおける位置づけを確認し，この体験学習を通して何を学んでほしいのかを明確にします。方向性が定まれば，より明確に内容や方法の選択ができます。

　カリキュラムを確認する際に，どの種類の体験が求められているかを考えましょう。体験の種類を考えるうえで参考になるのが，オレゴン看護教育コンソーシアム(OCNE)の臨床教育モデルで示されている5つの経験の類型(**表4-1**)です。たとえば，看護技術を繰り返し練習する技術演習であれば，介入技能に基づく経験を学生に与えることが求められます。また，卒業前の実習であれば，統合的経験を学生に与えることが求められます。

■2 学習目標を設定する

　学習目標は，学生を主語にして「〜できる」という行動目標の形で表現することが前提とされていますが，あまり詳細な学習目標を設定すると，学生の学びを制限してしまうかもしれません。たとえば，学習目標に書かれていること以外を学ぼうとしなかったり，体験したことに気づかなかったりしてしまうかもしれません。

　そのため「体験を通して感じたことを自分の言葉で表現できる」や，「患者の気持ちを感じとり述べることができる」といったように，幅をもたせた学習目標を設定するのがよいでしょう。

表 4-1　オレゴン看護教育コンソーシアム（OCNE）の臨床教育モデルでの経験の類型

種類	特徴	学習可能な内容
1. 概念に基づく経験	同じ問題をもつ患者に何度も出会う経験	特定の概念，病状，疾患，健康問題に関するパターンを認知し，身近にある概念や問題を吟味できるようになる
2. ケースに基づく経験	実践で出会うような事例を提示し，看護師として考える経験	事例検討，シミュレーター，模擬患者，ロールプレイ，ほかの医療従事者との協働的な学びを通じて，実際の看護師のような思考を身につけられる
3. 介入技能に基づく経験	反復的な実践の経験	コミュニケーション，アドボカシー，動機づけにかかわるインタビューや保健指導などを通じて，看護実践のknow-how と know-why の力を形成できる
4. 直接焦点をあわせたケアの経験	学生が看護ケアを提供し，患者との関係を形成する経験（トータルなケアではなく，焦点を絞り目標を達成する活動）	患者の疾患，病状，治療に対する反応やケア状況の顕著な特徴，ケアの提供の組み立て方，ケアにかかわる組織の事情といったような実践的な知識を学ぶことができる
5. 統合的経験	実際の臨床実践のなかに既習のすべての要素を適用する経験	特定の患者を割り当てられるのではなく，指導担当者と協働しケアを提供することを通じて，知識，臨床判断，コンピテンシーの統合を行い，特定の組織環境における看護師としての役割を学ぶ

細田（2013），pp. 112-113 より筆者作成

❸ 評価方法を決める

　目標と評価は，表裏一体です。設定した学習目標に学生が到達しているかどうかを判断できるような評価方法を検討します。個人の記録シートやレポート，**自己評価**やや**ポートフォリオ**，グループワークでの成果物や報告内容，学生同士の**相互評価**，教員や実習指導者からの評価など，さまざまな対象と方法で評価することができます。このうちのど

表 4-2　実習における学習目標に照らした評価対象の例

学習目標	評価対象
受け持ち患者と援助的関係を築く	毎日の記録 教員が観察する学生の行動
受け持ち患者の健康上の問題が，日常生活に与える影響について理解する	アセスメント用紙への記述内容 看護関連図
受け持ち患者の個別性に合わせ，日常生活を中心とした看護計画を立案できる	看護計画
計画に基づき，安全・安楽・自立を考えた看護援助を実施し，評価できる	看護実施記録 看護要約 教員が観察する学生の行動
行った看護を振り返り，自己の学びを深めることができる	報告会での発表 レポート

れを採用し，どの割合で成績を評価するかを決め，それを学生に示しておく必要があります。

　表 4-2 は，実習における学習目標に照らした評価対象の例です。演習など学内での体験学習では，教員が実際に学生の実践をみることができますが，実習では直接目にすることができないときもあります。そのため，記録物から評価することが多くなる傾向にあります。学生との面談を行う場合もあります。

　評価基準も明確にしましょう。体験学習においては，学習目標に照らし合わせて学生の到達度を測定する**絶対評価**🖈 が基本になるでしょう。そのためには，チェックリストや**ルーブリック**🖈 などを提示して評価基準を明確にしましょう。

　また，体験学習においては**個人内評価**🖈 の視点も重要になります。個人内評価とは，個人の特性や能力を基準として，その成長度合いに着目して評価する方法です。「先週よりもよくできています」「コミュニケーションには課題がありますが，患者さんのアセスメントはよくできていました」といったように個人の努力や成長を評価することができます。

表 4-3　体験学習に関する教育資源

物的資源	使用教室，学内施設，機材（シミュレーターなど），協力病院，協力施設など
人的資源	学内教員，実習指導者，模擬患者，地域のキーパーソンなど
財政的資源	学内予算（謝金など），助成金の有無，学生への自己負担など
情報的・技術的資源	学習管理システム，オンラインのポートフォリオなど

中井編(2015)，p. 30 より筆者作成

4 教育資源を確認する

　計画が実現できるよう活用できる教育資源を見定めましょう。教育資源には，物的，人的，財政的，情報的・技術的資源があります（中井編2015）**（表 4-3）**。

　物的資源については，学内にどのような教室があるか，施設があるか，**シミュレーター**♪などの機材にはどのようなものがあるか，何台あるのかを把握しておきます。それに加えて，設備の予約はいつから可能なのか，どの担当者に予約するのかなども確認しておくとよいでしょう。また，学外には実習に協力してもらえる病院や老人保健施設などの施設がいくつあるか，地域生活の見学を検討するとしたら，協力してもらえそうな農家や工場がどのくらいあるかといったことを見積もっておくようにします。

　人的資源としては，学内教員や，協力病院・施設の実習指導者，**模擬患者**♪といった学外協力者に，どのくらい体験学習に協力してもらえるのか把握しておきましょう。地域の施設に協力を依頼する際には，誰に頼めばよいのかなど，地域のキーパーソンの確認も行うようにします。また，どのルートから依頼ができるのか把握しておくことが重要です。そして，事前に企画中の体験学習の構想を，ほかの担当教員や協力者，協力施設に説明し，相談しながら調整を重ねて，実現可能かどうかを見

定めておきましょう。シミュレーターを活用する場合には，操作できる教員は何人いるのか，事前の勉強会の必要性などについても確認しておきましょう。

　財政的資源では，新しく機材を買わなくても，代用品の購入費用や実習謝礼など毎年費用のかかるものがあります。地域に行ったり，宿泊したりする場合には，学生にどのくらいの自己負担を求めるか，学内予算がどのように使えるのかといったことを把握しておきましょう。

　情報的・技術的資源としては，リフレクション・シートなどの提出物を管理するため，**学習管理システム**🔖やオンラインのポートフォリオで学習成果を管理する場合もあります。インターネットを通じて課題を提出させるのか，手書きのワークシートでよいのかも検討しておきましょう。

5 スケジュールを決める

　演習の場合，まずは全体を通してどのような組み立てにするのかを検討しておきます。たとえば，事例を踏まえたシミュレーション教育を実施したい場合，まず1〜2回目は看護過程を取り入れて，関連図を描きながら患者の全体像を把握してもらいます。それを踏まえて，3〜4回目では看護計画の立案と実際の援助方法について学びます。5回目には，状況設定を行い学んできた事例をもとに看護の実際をシミュレーションを通して学習するとよいでしょう。

　何週間もあるような臨地実習の場合は，何週目に何をするのかを決めておきます。たとえば3週間の臨地実習の場合，1週目は初日に実習オリエンテーションと受け持ち患者の情報収集を行った後，受け持ち患者への看護実践を行います。2週目の前半には中間カンファレンスを実施し，その翌日は学内で中間カンファレンスでの意見交換や看護師からの助言をもとに看護計画の追加・修正を行い，引き続き受け持ち患者への看護実践を行います。3週目は週の中間あたりで最終カンファレンスを

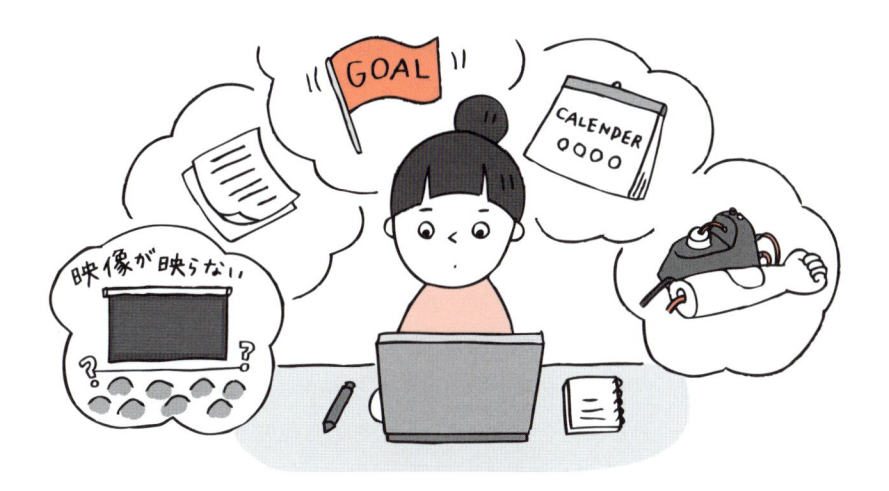

実施し，週の後半は学内で実習のまとめを行います。

　また，スケジュールをうまく進めるためには，使用する施設と時間，施設までの交通手段や学生の宿泊場所を確保しておきます。実習中の学生の控え室や食事をとる場所，持ち物や施設内で気をつけるべきこともあわせて確認しておくようにしましょう。学生が安心して予定された活動を行えるようにするために，スケジュールがうまく進むような段取りにも注意を払うようにしましょう。

⑥ 補助教材を準備する

　体験学習での教材には，さまざまなものが挙げられます。シミュレーション教育を行う場合には，事前学習用の課題や資料，映写するスライドや提示する写真や映像，シミュレーターなどがあります。また，体験学習を行う前に学生に配付する資料として，実施要項や学習の記録シートがあります。

　実施要項には，カリキュラム上での位置づけ，学習目標，評価方法，

学習方法，活動内容をはじめ，さまざまな記録シート，持参物，守秘義務や諸注意，**インシデント**♪やアクシデントへの対処の方法なども記載します。実習要項は計画に不備がないかを教員自らが確認するためにも有効ですが，協力者や協力施設へ説明する際や，学生に目にみえるものとして提示するために必要なものです。文字ばかりで長々と説明するのではなく，図表を活用して要点をまとめるのがよいでしょう。

　体験学習をより効果的に行う補助教材として，記録シートを作成します。記録シートは，活動内容にあわせて，地域や施設の概要，インタビューの記録，グループワークの内容をまとめやすくしたものです。記録シートでは，どこに何を書けばよいのかをある程度示し，学生が活動のどのような点に注目して考え，行動すればよいかわかるようにします。さらに，記録シートを活用してグループワークをしたり，教員や実習指導担当者との面談で活用したりすることで，より深い振り返りを促すことも期待できます。

7 リスクを想定する

　体験学習においてはリスクが伴います。シミュレーション教育において想定されるリスクには，演習当日にシミュレーターが故障するなどの資機材のトラブルがあります。そのほか，学生が事前課題をやってこなかったために説明の時間が急遽必要となり，演習時間が不足することもあります。

　また，患者や家族，地域の人々や子どもたちと直接かかわる場合には，どれほど準備しても予期しない出来事が起こることがあります。たとえば，患者の急逝や病態の急変といった深刻なものは，学生に強く影響を与える可能性があります。立ち直りに時間がかかったり，看護師を目指すことをやめたりすることにつながりかねません。

　このように，起こりうるリスクを想定し，それぞれの場合に応じた対策を考えておく必要があります。教員1人では対応できない場合は，ど

の段階で誰に報告・連絡・相談をするのか，具体的な対処方法を検討しておき，教員間で共有することが大切です。

8 学生が計画に参加する

体験学習は学習者主体の学習方法であるため，学生も計画に参加することが望ましいです。どのような体験をしたいのか，体験を通してどのような能力を身につけたいのか，体験から得た成果をどのように評価したいのかを，学生1人ひとりが考えるのです。計画の段階から学生が関与することで，学生の意欲が高まり体験学習の効果を高めることにつながるでしょう。

また，学生によって学習すべき課題は異なります。知識の習得が課題となる学生もいれば，技能の習得が課題となる学生もいます。したがって，学生の計画への関与にあたっては，教員と学生との間で学習課題の調整を行うことが重要になります。学生自身には，自分ができることとできないこと，そこから導かれる自身の課題を明確にしてもらうようにします。**コーチング**♪の技術を活用しながら個々の学生の意見を計画に取り込むことを意識してかかわるとよいでしょう。学習課題が明確になった後は，教員が学生とともに必要な学習課題を設定し，その課題に取り組むためのスケジュールを立てていきます。

コラム **学習段階によって体験のとらえ方が異なる―妊婦体験を例に**

母性看護学では，妊婦体験用モデルを使用して「妊婦体験をする」という体験学習を行うことがあります。2年次の母性看護学概論で導入する場合と，3年次の母性看護学の演習で導入する場合では，学生の学びはまったく異なります。

母性看護学概論で妊娠期の生理的変化の講義が終わった後に妊婦の身体的変化の理解の一環としてこの妊婦体験を取り入れた場合には，

学生たちからは，増大した腹部などの重さに「重い」「お腹で足元がみえない」「腰にくる」「妊娠ってこんなに大変なの」と妊娠後期の妊婦の大変さを感じ，「階段を降りるのが怖い」「電車の席は譲らないと」「父親もこの大変さを知るべき」といったような，1人の生活者としての妊婦への配慮を中心とした気づきが出てきます。

　一方，概論から1年が経過した母性看護学の演習で妊婦への看護を学ぶロールプレイとして取り入れた場合には，「起き上がるのが大変なので，側臥位になってから起き上がるよう説明したほうがいい」「診察台から立ち上がるときには足元がみえないので，近くで介助できるようにしていたほうがいい」「着替えなどで片足立ちになると不安定で転倒の危険性があるので，座ってできるようにしたほうがいい」など，看護ケアに関する気づきが出てきます。

　これは，看護学の学習が進み，看護者としての役割や態度についての学びが獲得された後で体験したことにより，同じ体験でも看護者としての視線で体験をとらえられるようになったことによって生じた違いです。このように，同じ体験でもそれ以前に学んだことの影響を受け，学ぶ内容が変わることを筆者は実感しました。そして，「体験を通して身体的変化を理解する」という一見すると同じ目的の体験学習であっても，その学びをその後どのように発展させ，どこにつなげたいのかを考え，時期や方法を綿密に計画して導入する必要があることを学びました。

（服部律子）

3　協力者との連携を深める

■ 学習目標や活動内容を共有する

　体験学習を計画するうえで協力者との連携を深めることは重要です。体験学習には，担当教員以外の教員，実習指導者，さまざまな立場の看護師，看護師以外の医療従事者などの多くの人々が協力者としてかかわっています。演習においては，前年度のまとめを参考にしながら，学習目標や活動内容をはじめ，前年度からの改善点を協力者であるほかの

教員や模擬患者役などと共有します。

　実習の学習目標や活動内容の説明においては，学生の学びをどのように支援してほしいのかについて，明確に伝えることが必要です。そのためには，実施要項とあわせて協力者である実習指導者向けの資料も作成しておくとよいでしょう。「今年も例年の通り」という場合であっても，力を入れて取り組みたい点を共有することを意識しましょう。また，前回の施設側や学生側からの評価については，今年度の協力者と再度共有し，可能な限り改善に向けた調整を図るよう心がけましょう。こういった姿勢をもつことが協力者との連携を向上させ，実習の継続性を高めることができます。

　実習の打ち合わせにおいては，実習指導者が可能な支援はどのようなものなのか，具体的な行動をイメージできるように心がけましょう。少なくとも，「何をしたらいいかよくわからない」と実習指導者から言われてしまうことは避けなければなりません。たとえば，この学生には患者との接し方について指導をしていることを伝えると，看護師が指導する際にも気にとめてもらえ，同じ視点で指導することができます。また，業務が忙しいなか体験学習に協力してもらうためには，学生を育てることが患者のためになり，これからの看護がよくなるといった情熱を伝えることも必要かもしれません。

　病棟における臨地実習の場合，教員と看護師では看護として重要ととらえる内容が異なる場合もあります。たとえば，成人看護学実習において，化学療法を受けている患者を受け持っている学生に対して，看護師は化学療法に使用する薬剤の作用や副作用を観察する技術が重要だととらえているかもしれません。しかし，教員は化学療法を受ける患者の心理状態が重要だと考えています。どちらも看護としては重要なのですが，今回の実習の目的を念頭におきながら，学生が体験を概念化し，応用できるような学習内容をねらいとして定めることが必要になります。

　打ち合わせではこのような実習のねらいを説明し，共通理解を得ることを目指します。また，学生の実習段階を踏まえた学習内容になるよう

実習指導担当の看護師と打ち合わせをして，病棟の看護師へ協力を依頼することも必要になります。

2 学生の状況を共有する

体験学習に入る前に，学習経験や個々の学生の情報など学生の状況を的確に協力者に伝えて共有しておきましょう。そうすることで，協力者は学生の状況に沿った対応ができ，安心して指導に加わってくれるでしょう。

(1) これまでの学習経験

看護技術の習得状況，医学や医療，看護に関する授業の進行状況，看護診断で活用する理論の理解度などについて説明します。説明するときには，体験学習の際に使用する記録シートを用いるとよいでしょう。

学生は，ローテーションしながら複数の臨地実習を体験していきます。その過程において，先に経験した実習によっては，学生のレディネスが異なるため，学生の実習経験を必ず説明しておきます。

たとえば，成人看護学実習(慢性期)を3年次後学期に行うとします。最初の1グループは，2年次の基礎看護学実習以来の病棟実習であり，各論実習がはじめてという緊張した状態で成人看護学実習に臨むことになります。一方で，3グループ目になると，老年看護学実習，小児看護学実習や母性看護学実習を終えた後の成人看護学実習になります。他領域の実習を経験したことで，患者の全体像をとらえる力がついていきます。また，実習中の学生の生活スタイルも確立してきています。

(2) 個々の学生の情報

実習指導者は個々の学生の情報を知ることで，どのような条件で学生を患者のケアに参加させるのか，学生に直接指導する際にどのように声かけするのかなど考えることができます。個々の学生にあわせた指導も

行いやすくなるでしょう。具体的には，学生の苦手なことや他者とのか
かわり方など，それまでに教員が学生と接してきたなかで特に気づいた
ことです。また，処置見学の際に立ちっぱなしで貧血を起こすことがあ
る学生や，学内の演習で過緊張になって手が震える学生の情報を伝える
ことで，個々の学生への配慮が生まれるでしょう。

ただし，それらは学生のプライバシーに関する情報でもあることに注
意しましょう。内容によっては，情報を提供してもよいか学生に許可を
得る必要があります。また，実習指導者が先入観を強くもたないために
も，特別な配慮や指導を必要とする学生の情報提供は必要最低限とし，
必ず教育的な視点から行うようにします。

❸ 役割を明確にする

複数の協力者と行う体験学習では，それぞれの役割を明確にしておく
必要があります。病棟での臨地実習における学生指導は，病棟看護師に
委任することが一般的かもしれません。しかし近年，教員が実習先に出
向いて常駐する体制が定着してきています。この臨地実習における教員
の指導体制は，教員が常駐するのか，いくつもの病棟を担当して巡回す
るのか，看護師に完全委任するのか，教員や実習指導者などの関係者間
で情報を共有しておく必要があります。

また，実習スケジュールのなかで，これは教員が指導する，ここは実
習指導者が指導するという単なる役割分担にならないよう，学生の学び
の責任は教員が担い，患者のケアに関する保証は実習指導者が責任をも
つという原則をもとに，それぞれの役割を補っていきましょう。

実習指導者との連携——学生に伝える内容を一致させる

　精神看護の実習で実習指導者が学生に「患者の訴えを鵜呑みにするのではなく，患者の表情や態度から患者の思いをとらえることが重要である」と指導したことがありました。筆者はその話を聞きながら，実習指導者の意図を聞かずに，「患者の表情や態度から患者の思いを推察するだけでは，間違えることもあるので，必ず確認をすることが大事だと思う。また，患者の訴えは慎重に聞くように」と助言しました。学生は実習指導者と筆者の言ったことが正反対であったため，少し困惑したようでした。

　その後，筆者は実習指導者から「私の話を頭から否定されては私の立場もなくなるし，指導はできない」と強く言われました。このとき，筆者はその実習指導者の意図をきちんと確認しなかったことに気づき，反省しました。

　実習指導者は，学生が患者の言葉尻をとらえているようにみえたので，患者の非言語コミュニケーションを観察することの重要性を学生に伝えたかったと話しました。筆者は精神疾患を抱えている患者の思いを軽んじることなく傾聴すること，また自分の勝手な思い込みで判断せず，必ず患者に確認をすることの重要性を話したかったのです。お互いに意図したことはとても重要なことですが，それを伝えずに言語化してしまったことですれ違いが生じたことに気づきました。

　このように学生には患者によい看護を実践してほしいと願っていることは同じでも，異なった言葉で伝えてしまう場合は多いものです。お互いの気持ちや考えを日々の援助のなかで確認し合いながら進めていくことが，学生の学習効果を高めることにつながると思います。

（森　千鶴）

5章 振り返りを通して学習する

1 振り返りを理解する

❶ 振り返りの重要性を理解する

具体的な体験を概念化して自分なりの教訓や仮説を得るには，振り返りは欠かせないプロセスであり，体験を通して学ぶうえで，最も重要な鍵となる行為であるといえます。つまり，体験は振り返りなしでは学習にはつながらないということです。

しかし，体験したことを単純に思い出すことはあっても，「どんなことを学んだのか」という観点から体験を意味づけることは，誰しもそう多くないでしょう。

教育プログラムによる体験学習では，体験したことから学ぶこと，学んで次の学習に活かすことが求められます。そのためには学びを促すように振り返りを工夫していく必要があります。「みなさん，振り返りはとても大事です。それでは振り返りを始めてください」と号令をかけるだけでは，うまくできません。どのように振り返ることが，体験の意味づけをより効果的にできるかを理解しておく必要があるでしょう。本章では振り返りによって体験を学びにつなげる方法についておさえていきます。

❷ 振り返りは前向きに行う

振り返りとは，reflection（リフレクション）の訳語で，そもそも「反射

させること，像を映し出すこと」という意味をもちます。鏡に映った自らの姿をまじまじとみて確かめるように，体験を通した今の自分の状態をありのままにみつめて，自分には何ができているか，何が足りないかを考え，足りないところは学びを得て次につなげるための未来志向のプロセスです。

　振り返りは，省察，反省ともいわれます。省察も反省もそのニュアンスから，間違ったこと，できなかったことを認めて，改善しようと考えることだけのように思われがちです。しかし，振り返りは，欠点をみて悔い改めるだけの行為ではありません。よかった点，十分できている点をみつけて，それらを伸ばし，次にも活かすという視点も必要です。つまり，振り返りとは，よかった点も悪かった点も含めてありのままを認め，これからよりよくなるために必要なことを見出すための，前向きな行為なのです。

❸ 振り返りの意義を理解する

　実際の医療現場では日々の体験を振り返り，そこから教訓を得て新しい実践に活かしていくことが求められます。学生の頃から体験を振り返ることが習慣となっていれば，新人として現場に立った際，経験から多くを学ぶことができます。また，その体験の意味を冷静に分析して，次に何をすればよいのか見いだすことができれば，うまくいかないことがあっても前向きになれるでしょう。

　体験学習で振り返りを重視する意義は，特に次の2点です。

　1点目は，すでに触れたように，活動のなかで体験したことからさまざまな教訓を得られることです。いったん立ち止まって考えることで，これまで学んだことと体験したことを関連づけて知識を深め，習った手順や方法について試行錯誤しながら実践することで技能をより高められます。さらに，看護師，ひいては社会人としての態度も身につけられます。たとえば，精神疾患の患者とかかわる体験であれば，自身の偏見に

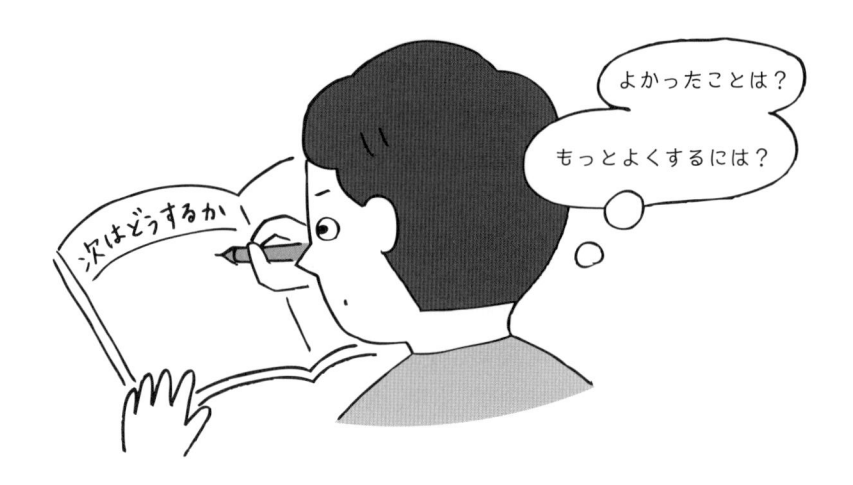

　気づいたり，どのように看護を実践すべきかを考えたりすることを通じて，かかわる態度を身につけていくことができるでしょう。

　2点目は，日頃から振り返ることが自分の成長につながることを実感し，将来専門職として求められる学び続ける姿勢を身につけられることです。それらは長期的な視点での学習を促すことにもつながるでしょう。

　多くの学生は振り返りに慣れてはいません。反省したり，うまくいかなかったことを思い返したりすることはあっても，今後の改善を生んでいく前向きな行為として，体験を立ち止まって意味づけるということにはほとんど取り組んできていないでしょう。体験学習での振り返りを通して，その方法と習慣を身につけておくことが医療現場での力を高めることにつながるのです。

2 効果的に振り返りを促す

■ リフレクティブサイクルに沿って支援する

　効果的に振り返りを促すには，**リフレクティブサイクル**↗を活用するとよいでしょう。具体的には，学生が体験を終えた後に，記述・描写，感覚，評価，分析，結論，行動計画の順に学生に問いかけます。**表 5-1**は，リフレクティブサイクルを活用した会話例です。

　体験を通して学習するということは，体験を概念化することで得た自分なりの教訓や仮説を，次の実践に活用するという行為です。もし，体験を通して学習できずに同じような失敗を続ける学生がいたら，それはリフレクティブサイクルのどこかの段階に課題があると考えられます。学生にとっては，分析や行動計画を考えることが特に難しいようです。なぜなら，具体的な出来事を抽象化したり，抽象化した概念を実際に活用したりすることは，高度な認知能力を必要とするからです。振り返りに慣れていない学生には，時間を十分にとって丁寧に指導していきましょう。

■ 言葉にすることを支援する

　本人にとって刺激が強すぎる体験のために，感情が揺さぶられすぎて思考が停止し，うまく言葉が出てこない場合があります。大きな学びや気づきは簡単には言葉にしにくいものです。リフレクティブサイクルでいう，「記述・描写」「感覚」のところで止まっている状態です。そういったことは非常に大きな成長の芽となりえるため，学生自身が言葉にするまで少し時間をかけて待つのがよいでしょう。何か月，あるいは何年も経験を重ねた後になってはじめて，そのときの体験の意味がわかることもあるかもしれません。教育プログラムとしての体験学習では，時間が限られていて，十分に時間を確保できないこともありますが，できるか

表 5-1　リフレクティブサイクルを活用した会話

記述・描写	学生：今日は清拭を行う日なのですが，患者さんが嫌だっておっしゃるのでしなくてよいですか。 教員：どうして患者さんは嫌だとおっしゃっているのですか。 学生：はじめは，今日は寒いので嫌だとおっしゃっていました。 教員：そうですか。ほかには何かおっしゃっていましたか。 学生：よく聞くと今日はこれから検査が予定されていて，検査の時間が決まっていないし，清拭をしている途中で呼び出されても困るので，嫌だとおっしゃっていました。
感覚	教員：そうですか。そのときどう思いましたか。 学生：私の清拭は時間がかかるし，患者さんがおっしゃるように途中で検査に呼び出されたら本当に困るだろうな……って感じました。また無理に強く清拭を勧めて患者さんとの関係が悪くなったら困ると思っていました。
評価	教員：そうですね。患者さんが寒いから嫌だとおっしゃっているだけではなく，検査が気になるという理由も伺うことができてよかったです。清拭の途中で検査に呼び出されたら患者さんは困りますね。ではどうしたらよいと思いますか。 学生：昨日も清拭をしていないし，本当は清拭をすることが大事だと思うのですが，患者さんが嫌なのに強く勧めることができませんでした。でも本当は，検査が終わった後の時間とか，別の提案を患者さんにすればよかったのではないかと思います。
分析	教員：別の提案をできなかった理由を考えてみましょう。 学生：清拭が必要と説明することで，私は患者さんとの関係が悪くなったら困ると考えていました。 教員：確かに，そうですね。嫌がる患者さんを説得することは関係が悪くなると思ってしまうのはわかります。でも必要性があるのであれば，患者さんも納得できる方法を提案するというのは，説得とは異なるように思います。あなたのなかで関係が悪くなってしまったら困るという思いが優先してしまったことがよくなかったように感じます。どう思いますか。 学生：実習では患者さんを中心に考えていかなければならなかったのに，自分の思いを優先してしまったので，何となく違うな……って感じます。
結論	教員：そうですね。今回のことからどのようなことを学びましたか。 学生：患者さんを中心に考えなくてはいけないことはわかっていたのですが，どうすることが患者さん中心ではないことなのか，どうすることが患者さんを中心に考えるということなのか，わかったように思います。自分の思いではなく，患者さんがどうしたら本当によくなるのか考えたいと思います。

（つづく）

表 5-1　リフレクティブサイクルを活用した会話（つづき）

行動計画	教員：では今後，同じような場面に遭遇したら，どのようにしたらよいと思いますか。 学生：よく患者さんの話を聞いて，患者さんが納得できる方法を提案できるようにしたいと思います。 教員：そうですね。患者さん中心の看護は，言葉で言うのは簡単ですが，実践するのは難しく，そのことを実際に学ぶことができてよかったと思います。

ぎり学生が自分の言葉で語れるように学生を支援していきます。

　一方，学生に振り返りを急がせると，どのように話せば教員は満足するのかと考え，安易な言語化を導くおそれがあります。体験を通し，複雑な感情や違和感を得て，何かに気づき，自らで生みだそうとしているにもかかわらず，どこかで聞いたような模範的な言葉で表現してしまうことはよくあります。深い学びには感情的な反応や違和感が伴い，それらの源泉としての体験と関連した過去の出来事などが複雑に絡み合います。そのため，学生に事実や思いを少しずつ話してもらい，教員がそれをメモしながら，「これは○○ということですか」「○○という気持ちで間違いないですか」といったような問いかけによって支援していきます。誘導せずに，あくまで学生自身の言葉で表出できるようにすることが大切です。

　教員とともに振り返りを行った場合は，最後に学生自身の言葉で理解したことを言ってみるよう促します。教員の言葉に「そうですね」とうなずいてわかっている様子であっても，自分の言葉で語るよう促すと，何も言えない学生は少なくありません。学生が自分の言葉で語ることにより，体験をどのように意味づけ理解したのか，今後どのようにつなげていくのかについて，教員と学生の双方が確認できるようになります。このように，教員の支援による振り返りを繰り返すことで，学生は少しずつ言葉にすることに慣れ，やがて体験からの学びを深めることにつながっていくことが期待できます。

　学生個人やグループでの振り返りでは，体験しているはずなのに，学

んだことを言葉に表せない場合があります。リフレクティブサイクルでいう，「分析」や「結論」，「行動計画」が十分でないからかもしれません。深く振り返るべき事柄かそうでないかを判断するのは，ある程度の熟練が必要です。学生が判断できない場合は，教員から**発問**✍をして学生たちの思考を刺激する必要があります。

「どのあたりがうまくできましたか」「患者さんの立場ならどう思いますか」「その考えを授業で学んだことを踏まえて表現するとどうなりますか」などの発問によって，よりいっそう思考が刺激され，深く振り返ることができるでしょう。

また，発問への学生の答えについてはしっかり受け止めるようにしましょう。学生は経験がなくても懸命に考えて返答してくるので，その考えをきちんと受け止め誠意をもって指導をすることが大切です。

❸ 学生の様子を観察する

学生自身が体験から何かを感じとっていることに教員が気づくためには，学生の様子に気をつけておくようにしましょう。演習では学生の表情や参加への積極性に注目します。実習では患者と接する前後で学生の表情に気を配りましょう。また，学生の記録からも読みとることができます。

表情が浮かない，あまり積極性が感じられない，記録が芳しくないといったときには，教員から声をかけるのがよいでしょう。そうした学生は，実際にある技術をやってみてもできているという実感をもっていなかったり，看護計画を実践できていなかったり，患者の変化に応じた援助ができていなかったりするかもしれません。そのような学生には，話をよく聞き，掘り下げて深く考えることを促し，できている点や足りない点を導いて学びにつなげていくよう支援するとよいでしょう。

4 個々の学生にあわせる

　振り返りを行う際には，学生1人ひとりの特徴や状況にあわせるようにしましょう。なかには，教員に明確な解答を求める学生，じっくり自分で考えたい学生，考えるのに長い時間を要する学生もいます。教員に明確な解答を求め，「そうでなければならない」と思い込みの強い学生には，看護の答えは1つではなく，柔軟に考えるよう伝え，ほかの方法や行動ができないか考えてもらうのがよいでしょう。

　考えるのに時間がかかる学生にグループでの振り返りを行ってもらうと，その学生の思考の整理とグループでの活動の間に，進行速度のずれが生じる場合があります。時間がかかる学生には個別に対応し指導することも大切です。「こんなこと習いましたよね。この状況を分析するのに使えないでしょうか」といったように思考のきっかけを与え，個人で深く考えさせるようなサポートをするのがよいでしょう。自分のために時間をとってもらうこと自体をうれしく感じる学生もいます。

　1対1で話し合える時間がとれなければ，リフレクション・シートによるやりとりなど個別で対応できる別の方法を検討しましょう。

5 体験からの学びを理論的枠組みと結びつける

　体験からの学びをより促進するには，関連する参考資料，教科書の記述，簡単な書籍を紹介することも効果的です。学生たちはそれらを読むことで，今回自分たちが感じたり学んだりしたことは，理論的にはどのようにいわれたり整理されているのかを理解し，体験からの学びを理論的な枠組みのなかに位置づけることができます。自らが気づいていたことをより強く意識するとともに，気づいていない視点ややり方も知り，次の実践に活かすことができるでしょう。こうした体験からの学びと理論的な枠組みとの関連が積み重なっていくことで，より深く自分たちの体験からの学びを見出そうとしたり，違う方法や類似するさまざまな理

論も広く学んだりする意欲を喚起することに役立つでしょう。

3 記述によって振り返りを導く

　学生が体験したことを言語化し，振り返る方法があります。書いてもらいたい内容の枠組みを示したワークシートなどを用いると，学生が表現しやすくなります。ここでは，学生の体験を記述するための記録シート，振り返りの過程をまとめるリフレクション・シート，そして状況を詳細に記述するプロセスレコードをとりあげます。

◾ 記録シートを活用する

　記録シートとは，体験学習でどのようなことを行ったか，あるいはどのようなことが起こったかをそのまま記録するものです。たとえば，体験活動の内容を記録しておく「体験活動記録シート」や，インタビュー内容を記録しておく「インタビュー記録シート」があります。臨地実習では，担当する患者の「アセスメント記録シート」や，日々の看護実践を記録しておく「実践記録シート」などもあります。

　これらの記録シートは個人の振り返りの材料になるだけでなく，グループワークやカンファレンスでの振り返りにも利用できます。体験がやりっぱなしとならないよう，記録しやすいシートを作成しましょう。

◾ リフレクション・シートを活用する

　リフレクション・シートには，コルブの経験学習モデルを参考に，①具体的な経験，②気づいたこと・引っかかったこと(振り返り)，③そこから得られた教訓(概念化)，④次からどうしていくか(実践)の要素を含めるとよいでしょう。もちろん，ギブスのリフレクティブサイクルに沿って6段階で作成することもできます。

リフレクション・シートをあまり複雑なものにしてしまうと，記述に多くの時間が必要となります。そうなると，体験よりもシートに書き込むことに力点がおかれたり，ペアやグループでの振り返りにとりかかる余力がなくなったりしてしまいます。反対に，記述の指針が少なすぎると，何を考えて書けばよいかわからず振り返りにはなりません。重要なのは，リフレクション・シートが学生自身の振り返りを促すツールになっているかどうかです。体験直後に十分な時間が確保できなければ，リフレクション・シートの記述を授業時間外の課題にしましょう。

　完成したリフレクション・シートには，学生自身の振り返りの過程も記されています。どのような体験からどのような分析を経て学びとなっているかを確認することができます。そのため，ペアやグループでの振り返りや，教員や実習指導者との面談，カンファレンスや発表会，そして教員が成績を評価する際にも活用することができます。リフレクション・シートは，学習を促すツールとしても，学習成果を評価する材料としても活用できるのです。

3 プロセスレコードを活用する

　プロセスレコードとは，コミュニケーションのプロセスを逐語的に記録していくもので，対人関係での体験の振り返りに役立ちます。患者とのコミュニケーションに慣れていない初期の段階の実習や，特にコミュニケーションの質が重要視される体験学習に活用することができます。また，学生がどこにつまずいているかも明らかになります。

　プロセスレコードでは，まず，その場面を取り上げた動機や，患者の特徴を記載し，患者の言動，それに対する学生自身の思いと言動を順に記載していきます(表5-2)。プロセスレコードを通して体験を記述することで，無意識的なかかわりを顕在化することができます。具体的には，患者のニーズやそれに対する自分の考えや感情，自分のアプローチの適切さ，患者とのコミュニケーションのずれ，今後どのようにしてい

表5-2　プロセスレコードの例

この場面のプロセスレコードをとった動機			
患者の特徴			
患者の言動	**私が感じたり 考えたりしたこと**	**私の言動**	**分析・考察**
①	①	①	
②	②	②	
③	③	③	
…	…	…	
私がこの場面から学んだこと 1. 2. 3. …			
指導者・教員の助言・評価 ・ ・ ・ …			

長谷川・白波瀬(2017)，を参考に筆者作成

けばよいのか，自分の対応の傾向や観察の不備，解釈の誤りなどに気づくことができます。これらの情報によってコミュニケーション能力や患者へのかかわり方をよりよくすることができます。

　臨地実習で患者と話している途中に突然患者に背中を向けられた場面や，患者や家族の本心が理解できた場面，看護師と患者のかかわりで印象に残る場面などをプロセスレコードで取り上げるとよいでしょう。ま

た，学んだことを記載した後，教員や実習指導者からの具体的な助言や評価をもらうことで深く振り返ることができます。

4 グループでの振り返りを導く

■ グループで振り返る意義を理解する

　振り返りは，ペアやグループといった複数人で行うことができます。ペアやグループで行う場合は，立場が同じ学生同士で行う方法や，教員や実習指導者がファシリテーターとしてかかわる方法があります。

　複数の教員や実習指導者，そして専門の違う学生もグループワークに加わり，よりいっそうお互いの振り返りを照らし合わせる，鏡のホールという協働の場の重要性も指摘されています（ショーン 2017）。このような場は，新たな視点に気づいたり，1人では気づかなかったことまで考察が進んだりして，振り返りが大きく促されます（中原・金井 2009）。

　しかし，本人の考えがまとまっていないなかでグループでの振り返りを始めると，ほかの学生の意見に引っ張られたり，それ以上自分自身で考えなくなったりするという弊害も起こります。まずは個人がじっくり考えられる時間を設けるのがよいでしょう。たとえば，グループでの振り返りを始める際には，事前にプロセスレコードやリフレクション・シートに個々の体験を記述し，考えをまとめるといった方法があります。

　また，学生同士での振り返りでは，重要なポイントに気づくことができない場合があります。教員や実習指導者が発問や助言をして，学生たちが言葉にできていない体験からの学びを支援する必要があります。その際には，将来的に，個人や同じ立場同士で振り返り，実践を改善していくという習慣を身につけられるような配慮を行います。教員や実習指導者から安易に答えを提示したり，過度に学生の考えを否定したりして，自分で考えることを阻害するのは避けるようにしましょう。

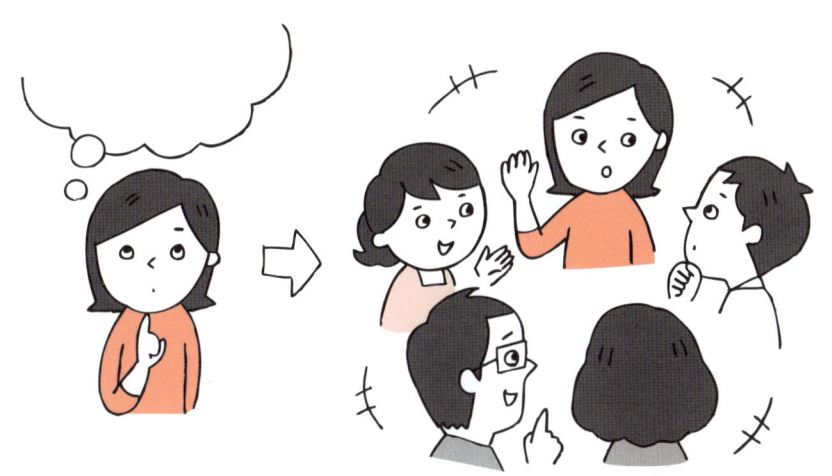

まず 1 人で考えてから，グループで

② 発表会を活用する

　発表会は学生が自らの体験とそこからの学びを発表する場です。ほかの学生や教員だけでなく，実際に実習指導でお世話になった専門職や施設の関係者，地域の人々にも聴衆となってもらうとよいでしょう。

　発表会に備えて，どのような体験をしたのか，その体験にどのような意味を見出したのか，今後はどのように活かしていくかを整理し，ほかの人にわかりやすく伝えるためにどのように表現するとよいのかを考える必要があります。その過程こそが振り返りとなります。また，発表後の質問や意見によって，さまざまな角度から自らの体験をみつめ直し，体験の意味をとらえ直すことができます。それも振り返りの一環となります。さらに，発表を聞いている学生も，自分の体験と比べつつ，ほかの学生の体験から学ぶことができます。協力者からの励ましや評価は，実践することの喜びや学習の達成感をもたらすこともあるでしょう。

　教員としても，思ってもみなかったような学びを学生たちが得ていることを知ることができ，次回からの体験学習の計画に活かすことができるでしょう。

6章
コーチングで体験学習を支援する

1 体験学習におけるコーチングの意義

■1 コーチングは体験学習と相性がよい

コーチング♪は，「相手の自発的な行動を促すコミュニケーションの技術」(柳澤編 2003)で，体験学習のさまざまな場面で活用することができます。なぜなら，自発的な行動を促すというコーチングの考え方が，**学習者中心主義**♪の教育観を背景にしている体験学習と共通するからです。また，体験学習においては，学生に個別指導する場面が増えます。コーチングは主に個別指導において効果的に活用されます。教員が学生に問いを投げかけて，学生が自ら考え，目標を設定したり現状を把握して方法を選択したりして，最終的に目標達成のために学生自らが行動を起こしていきます。その手法が体験学習を進めるうえで有効なのです。

■2 指導にコーチングを取り入れる

コーチングは，「答えは学生のなかにある」という考え方を基本としています。学習目標を設定し，課題を解決していくのは学生自身です。教員は，学生の目標を明確にし，意欲を高め，能力を引き出していく支援者であり同行者です。

もちろん，教育プログラムの一環としての体験学習は**カリキュラム**♪のなかに位置づけられているため，教員が基本となる学習目標を立てます。しかし，個々の学生が，現在の知識や技術の習得状況や関心の度合

いなどによって，どこまでできるようになりたいか，どのようなことを学びたいかを自分で考えることで，体験から主体的に学べるようになります。

看護教員のなかには，コーチングの知識をもち患者や後輩を対象に実践の経験をもつ方は少なくないでしょう。そのような経験をもつ人は，学生の教育という場面でもコーチングを活用していくと考えるとよいでしょう。

体験学習においては，体験に関する学生の考えをしっかりと受け止め，教員と学生の双方向のコミュニケーションをとることが重要になります。とりわけ，体験学習の振り返りや次の目標を設定する際に，コーチングのさまざまな技法を活用することにより，学生の学習を深めていくことができるでしょう。

2 学生が話しやすい関係を築く

1 ラポールを形成する

体験学習において，学生は体験を自分の言葉で振り返ることを通して学習につないでいきます。学生は体験からどのようなことを感じ考えたのかを率直に教員に語りながら振り返ることが必要となります。このときに学生と教員の間に話しやすい関係がないと，学生はなかなか正直に話すことは難しくなり，結果的に教員は効果的に指導することができなくなります。

そのため，学生との**ラポール**♪の形成を意識しましょう。ラポールとは，フランス語で「架け橋」を意味し，心理療法の世界では「信頼関係」や「相手との良好な関係性」のことを指し，気軽に話し合える心理的状況をいいます。ラポールは同年代の友人に対するような馴れ馴れしい言動や節度をわきまえない態度を意味するものではありません。気軽に話し合える関係になるには，互いに信頼し，相手を尊重した態度や言葉づかい

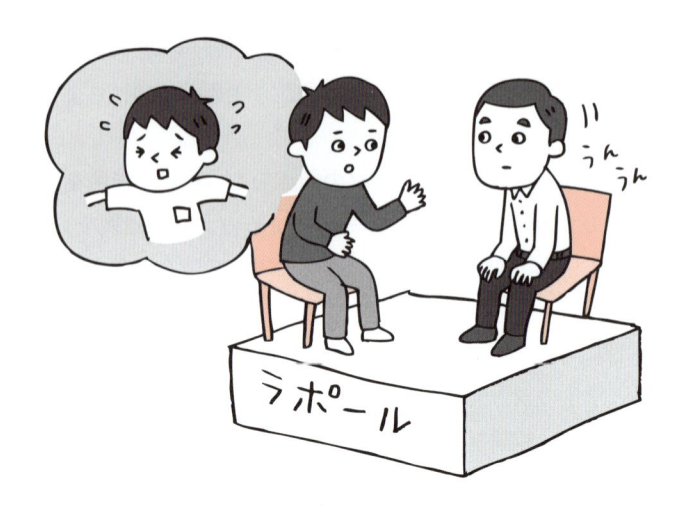

が求められます。

　ラポール形成のためにまず心がけたいことは，相手を尊重し受け入れるということです。たとえば，実習で遅刻をしてきた学生がいるとします。あなたは，どれだけ共感的に学生の遅刻の理由を聞くことができるでしょうか。最初の一言二言を聞いた途端に改善策が浮かび学生を指導したり，理由さえも聞かず一喝から始まってしまったりする場合があるかもしれません。相手を尊重し受け入れるという姿勢があれば，まずは相手の話を聞くことができるでしょう。どのような遅刻の理由も言い訳とはとらえず，学生を信じて共感的に聞くと，学生はうそを重ねずに済みます。それどころか「もっとこうすればよかった」と，学生自身の振り返りが自然に始まるのです。ラポール形成のためには，まずは学生を受け止めることから始めてみましょう。

❷ 学生が話しやすい環境をつくる

　体験学習において，特に実習では，学生は患者や看護師とのかかわり

のなかで心理的に揺さぶられる機会が多くなり，教員が個別に学生の話を聞く機会も増えてくるでしょう。効果的に指導するためには，学生が話しやすい環境をつくることが重要になります。

　周りに人がいて騒がしい場所では，学生は落ち着かなかったり緊張したりして十分に正直な気持ちやうまくできなかった体験の話をすることが難しいでしょう。静かで落ち着いた，安心できる環境を整えることが必要です。話の内容や状況によってどのような場所がふさわしいか考えましょう。たとえば，学生に注意をしなければならない場合は，静かな別室を用意します。人前で注意されて意欲を高める学生はほとんどいないはずです。

　また，教員と学生の物理的な位置関係も重要です。対面の位置だと目線がいつも合って緊張を与えてしまいます。深刻で重要な注意をする際には学生の正面に位置するのが効果的でしょうが，学生は体験学習のなかでただでさえ緊張しながら活動しています。学習目標を立てたり振り返りをしたりする際には，「ハ」の字の位置や学生から 90 度の位置，あるいは学生の利き腕側でない隣の位置に座り，目線を外しながらリラックスした環境で対話するとよいでしょう。

　さらに，学生との距離も配慮しましょう。人それぞれ**パーソナルスペース**♪があります。あまり近くなく，また遠すぎもしない 70〜150 cm くらいの距離がよいとされています。教員と学生の性別が違う場合はもう少し距離をあけたほうがよいかもしれません。

❸ 学生の話をしっかり聞く

　学生が話している間に，教員が目もあわせずうなずくこともないとしたら，学生は「話をしっかり聞いてもらえなかった」と感じるでしょう。コーチングを進めるうえで重要なことは，相手の話をしっかり聞くことです。このことを**傾聴**♪といいます。また，書籍や研修によっては「聞く」という用語と区別して，「聴く」という用語が限定的に使用される場

合もありますが，本書では傾聴のように積極的に耳を傾ける場合も含めて，包括的に「聞く」という言葉を使用します。

　学生があなたに体験学習を通してうまくできないことや失敗したこと，悩んでいることを話す場合，「なんでこんな簡単なことに悩むのか」と聞き流してはいけません。教員のあなたにとってはあたりまえのことが，はじめて体験する学生にとってはうまくいかなかったり戸惑ったりするのです。教員を信頼しているからこそ，学生は話をするのですから，しっかりと学生の話を傾聴しましょう。

　傾聴は，受け身でただ聞いていればよいものではありません。積極的に聞こうとする姿勢が大切です。以下の点を踏まえてより傾聴を効果的に行いましょう（柳澤編 2003）。

- 話をさえぎらず最後まで聞く
- うなずく・あいづちを打つ
- 相手の感覚を大切にし，それを受容する
- 話のキーワードを繰り返す
- 相手の話を要約し確認する
- 相手に共感する

　また，学生の話し方に教員があわせていくことも重要です。人は焦って説明しているときに，相手がのんびりとした様子で返答すると，こちらの思いが伝わっていないと感じます。逆に，相手もこちらと同じペースで応答してくれると，こちらの思いが伝わっていると感じて，話しやすくなります。このように相手の話し方にあわせることは，コーチングでは**ペーシング**♩と呼ばれます。

　たとえば，何か失敗して落ち込んでいて言葉がゆっくりしか出てこないときは，ゆっくり聞きます。沈黙がみられても焦らずに待ちます。相手のペースにあわせることで相手に安心感と親密感を与えます。しかし，学生が興奮したり，焦っていたりした場合には学生のペースを変え

る目的であえてゆっくり話を聞くことも必要になります。ペースを変えることで学生は自分自身を取り戻すことができるようになります。

　また，学生の話を聞く際には**ミラーリング**🎣も活用できるでしょう。ミラーリングは，相手とあなたが鏡に映っているかのように，相手の姿勢や手足の位置や動き，顔の表情などにあわせて振る舞うことです。たとえば，学生が前傾姿勢で話をしたら，教員も少し体を前に傾けて話を聞いたり，学生のうなずきにあわせて教員もうなずいたりします。そうすることで，相手は話を聞いてもらっているという気持ちになり，落ち着いて話せるようになったり，わかり合えているように感じて，自然と多くのことを話すようになったりします。

4 学生の言動を承認する

　指導のなかで学生の変化や成長に気づき，それを言葉にして伝えましょう。特に実習では，学生が自信を失う場面があるので，学生のできている点を認めることは重要です。

　相手を認める行為を**承認**🎣といいます。**マズローの欲求 5 段階説**🎣にもあるように，人にはそもそも承認されたいという欲求があり，他人に承認されるとやる気が高まります。

　まず，大部分の学生は精一杯やっているということを頭のなかに入れて，学生の言動を観察して承認しましょう。講義では学習意欲が低いと思われた学生も，体験学習においては迷惑をかけないように，自分ができる最大限の努力をしているものです。本人は精一杯やっていても，周りからは必ずしもそうとはみえない場合があります。なぜなら，実習先などの慣れない場所での極度の緊張状態では人は普段の力を出せないからです。余裕のない状況では当然，周囲の状況にも目を向けることもできません。また，やりたい気持ちが空回りして裏目に出てしまうこともあります。

　体験学習でさまざまな課題が生じるなか，言葉や態度を通して承認さ

れることで，何が自分にとって大事なのか，何から考えて行動すればよいのかを把握することができ，今後の課題としてとらえることができるのです。

　多くの教員は教育者として学生に抱く思いと，看護師として抱く患者への思いの２つをもっているのではないでしょうか。患者への思いから，学生に「患者のことをよく理解してほしい」と願い，厳しく指導をしてしまうことがあります。しかし，はじめての体験に精一杯の思いで対峙している学生は，自分が努力していること，困っていること，悩んでいることなどを教員にわかってほしいと願っています。まずは学生に寄り添い，学生の気持ちを理解することに意識を向けましょう。

　ときに「この学生は承認するところがない」と思うこともあるでしょう。それは，あなた自身の関心が十分にその学生に向けられていなかったり，あなたの期待が大きすぎたりするのかもしれません。そのようなときには，その学生に温かい視点をもって観察するよう心がけましょう。

　具体的には，学生ができている行動に目を向けましょう。あたりまえのことをあたりまえにしないということです。教員にとっては容易なことでも，学生にとってはそうではないものがたくさんあります。関心をもってできていることを観察すれば，「前回より血圧測定がスムーズにできるようになりましたね」「意見が具体的に言えましたね」「今回は調べ物が多いけれども，実習に熱心に取り組んでいるね」「カンファレンスのときにいつも口火を切ってくれるから助かっているよ」「椅子を並べてくれてありがとう」といった学生のあたりまえの言動を具体化した承認の言葉が出てくるでしょう。

５ 非言語コミュニケーションを読みとる

　学生とのコミュニケーションでは，言葉だけでなく顔の表情，顔色，視線などにも着目しましょう。それらは**非言語コミュニケーション**♪と

呼ばれます。相手がどのように話しているのかを注意深く観察することで，相手の本当の考えを読みとることができます。

　特に大事なのは，言葉の内容と非言語コミュニケーションの内容が一致しているかどうかを確認することです。たとえば，教員が実習に問題はないかどうかをたずね，学生が「大丈夫です」と答えたとしても，必ずしも学生が問題を抱えていないとは判断できません。声が小さく自信のない表情であれば，何らかの問題を抱えている可能性があります。また，面談の際に腕組みをしている学生がいたら，あなたには心を開いていないというサインかもしれません。本題に入る前に，まずは学生の警戒心を解くところから始める必要があります。

　教員と学生との間には，常に指導する側と指導される側の力関係が働きます。教員に遠慮して言葉を発しない学生に対しては，言葉だけでなく非言語コミュニケーションを読み取ることで学生の状況を正確に把握しましょう。

3　コーチングによって体験からの学びを促す

■ さまざまな発問を活用する

　体験学習では，学生の気づきを促したり考えを整理したりするために**発問**♪を活用することが重要です。このとき，以下のようなコーチングで使われる発問の方法が有効になるでしょう。

(1) クローズドクエスチョンとオープンクエスチョン

　クローズドクエスチョン♪とは，答えが「はい」「いいえ」のように限定される発問で，**オープンクエスチョン**♪とは自由に答えることのできる発問です。

　体験学習を通して学生が感じている何かを引き出すためには，オープンクエスチョンを意識的に多く用いることが有効です。ただし，どのよ

うにでも答えられるような質問ばかりされても，学生はどのように答えればよいかがわからず混乱することがあります。まずは考えるために必要な情報をクローズドクエスチョンで集め，その後でオープンクエスチョンにすると理解しやすくなるでしょう。

　クローズドクエスチョンとオープンクエスチョンを組み合わせた一例を紹介します。学生が実施したケアについて振り返ってほしい場面です。演習や実習でケアを実践した後，学生に「自分がイメージしていた通りに実施できましたか」や「今日のケアの自己評価は何点くらいですか」と，まずはクローズドクエスチョンで尋ねます。次に「どのあたりがイメージと違っていましたか」や「なぜ70点と評価したのですか」とオープンクエスチョンで尋ねます。その後，「はじめはどんなイメージを抱いていたのですか」や「どこがうまくできれば次回はもっとうまく実践できると思いますか」とオープンクエスチョンで尋ねます。このように，クローズドクエスチョンから始めてオープンクエスチョンを効果的に使いましょう。

(2) ポジティブクエスチョンとネガティブクエスチョン

　「発問」が「詰問」になってしまってはいけません。「なぜこんなこともできないの」「なぜあんな態度をとったの」といった質問は，口調が穏やかであったとしても，相手が後ろ向きになってしまうネガティブクエスチョンとなります。体験学習に取り組んでいる学生ははじめてのことばかりで，不安のなか**アイデンティティ**が揺らいでいます。そのようなときに詰問と受けとられかねない発問が続くと，自信を失ったりモチベーションが下がったりしてしまいます。なぜそうしたのか，そもそも学生本人もわからないことが多いのです。

　まずは，事実を確認するようにしましょう。そして，「何からだったらすぐ取り組むことができそうですか」や「次はどこを工夫すればさらに上手にできそうですか」といった学生が前向きに今後を考えられそうなポジティブクエスチョンによって，学生の主体性に働きかけ，自らの意

思で活動していくことを支援することができます。

　ただし，さまざまな角度からポジティブクエスチョンを投げかけて
も，沈黙が続くことがあります。そのような場合にはいったん質問を中
止して，学生が返答できない意味を表情などから考えてみましょう。も
しかしたら，学生は懸命に考えている途中で，答えを待つことが必要な
のかもしれません。あるいは，何も考えが浮かばず困惑しているのかも
しれません。また，これ以上考えられないかなと感じた場合には，いっ
たん質問するのは中止して，教員の考えを提案してみましょう。学生が責
められているという気持ちにならないように配慮することも大切です。

❷ リフレーミングで前向きな気持ちに変える

　学生に新たな見方を与える手段として，**リフレーミング**↗という方法
があります。リフレーミングとは，「再び枠組みをつくり直す」という意
味で，ある枠組みでとらえていることを違う枠組みでとらえ直すことを
指します。

　学生が体験学習で失敗して落ち込んだり，不安に思って動けなかった
りするときは，物事を一面でしかとらえられなくなっているかもしれま
せん。いったん自分を否定的な見方でしかみられなくなると，新たな体
験に挑戦しようという意欲がなくなったり，本来の能力を発揮できなく
なったりします。

　そのため教員として，否定的から肯定的に，「失敗は成長する機会だ
よ」「よく注意されるのは期待されているからだよ」「慎重なのは丁寧な性
格だからだよ」といったように，リフレーミングを活用して学生を前向
きな気持ちに変えることを心がけましょう。

　医療の場で患者から援助を拒否された場合でも，それは患者の価値観
による判断や病気が言わしめている言葉であることを伝え，学生に問題
があるわけではないと意味づけることができます（三浦ほか 2006）。なぜ
患者がそのような言葉を発したのかを一緒に考えることができると，体

験から学びを得ることができます。

　ただし，学生にうつ症状がみられる場合には，リフレーミングが有効にはなりません。カウンセリングや精神科などへの受診に切り替える必要があります。

　また，教員にもリフレーミングが必要な場合があります。学生の否定的な面ばかりがみえているときには効果的なかかわりができません。リフレーミングを用いて，「消極的ではなく慎重なんだ」といったように肯定的な面をみるようにしましょう。

❸ 教員の提案を伝える

　コーチングは，コミュニケーションによって相手の考えを引き出すことを基本としています。しかし，学生に十分な知識や体験が不足していている場合，あるいは精神的な落ち込みがある場合には，学生が間違った方向の答えを出してしまうこともあります。学生の状況に応じて，正しい知識や考え方をアドバイスしたり，方向性を指し示したりすることが教員には必要です。

　ただし，コーチングにおいては学生主体です。あくまで教員は提案するだけであり指示をしてはいけません。提案を効果的に行う手法として，以下の5つが挙げられます（柳澤編 2003）。

❶提案前に相手の話を十分に聞く
❷許可を得てから提案する
❸具体的かつ明確に提案する
❹提案は1回に1つにする
❺提案を受け入れるかどうかの選択は学生が決める

　まず，相手の話を十分に聞きましょう。つまり傾聴することから始めます。学生の話をよく聞かずに，学生の知識やこれまでの体験も踏まえ

ず提案してしまっては，学生は教員から命令をされたと感じてしまいます。傾聴するときには，真っ白いキャンバスに学生の言葉だけで絵を描くようなイメージで聞くとよいでしょう。ぼやけていたり描かれていなかったりする部分があれば，学生に再び質問をして学生の言葉で絵を埋めていきましょう。勝手に想像で絵を描いてしまうとずれが生じ，適切な指導につながっていきません。

　次に，許可を得てから提案しましょう。あくまで学習の主体，行動の主体は学生にあります。「実習であなたが担当している患者さんについて私の経験から思いついたことがあるのですが，1つ提案してもいいですか」といったように，自分の知識や体験からアドバイスするという姿勢をもちましょう。こうすることで学生の意欲を削ぐことなく，正しい方向性を示すことができます。

　許可を得て相手がこちらの話を聞く態勢になったところで，具体的に明確に1回に1つの内容を提案しましょう。知識も経験も豊富な教員が，学生の実習での様子を観察すると，あれもこれも提案をしたくなるかもしれませんが，最も大事なことを1つだけ絞って学生に伝えるよう心がけましょう。

　そして，提案を受け入れるかどうかの選択は学生に委ねましょう。人間は，生まれながらにして自分で選択をしたいという欲求をもち，選択する自由を奪われると反発心が芽生えるといわれています。患者の意思決定支援をするように，学生の意思決定支援を心がけましょう。

　学生が返事を決めかねることもあるでしょう。教員から見たら答えは決まり切っていることもあるかもしれませんが，学生にとってはこれまで考えたことのなかったことかもしれません。答えをゆっくり待つ姿勢が求められます。学生が納得して決定し行動しなければ，つまり学生のなかで腹落ちしなければ教員の命令や指示に沿ってこなしただけで，学生自身の学びとはなりません。あなたの提案によって学生が自分の考えに基づいて行動を起こし成長していくプロセスを辛抱強く見守っていきましょう。

4 目標に向けて実行を決心させる

　体験を通して，課題が明確になったら，学習目標を立てて実行できるように支援しましょう。その際に役立つのは **GROW モデル♪**という，目標設定(Goal)，現状把握(Reality)，方法の選択(Options)，目標達成の意思確認(Will)の4つの段階で話を進める方法です。

　第一段階では，最終的に達成したい目標を明確にします。患者とのコミュニケーションのとり方に課題があると考えれば，「具体的にどのようにコミュニケーションがとれるようになりたいのですか」といった発問を投げかけましょう。

　第二段階では，目標に対する現在の状況と課題を確認します。自分のできることとできないことを明確にして，目標達成のための課題には何があるのかを明確にします。「患者さんとのコミュニケーションについてできていることとできていないことは何ですか」などの発問で学生の考えをはっきりさせていきましょう。

　第三段階では，目標を達成するための方法を検討します。「コミュニケーション力を高めるためにはどのような方法がありますか」「ほかの看護師はどのように患者さんとやりとりしていますか」などの発問で目標達成の方法を検討します。その際には，適切な教材を紹介するなど提案するのもよいでしょう。

　最後の第四段階では，達成するための意思を確認し，学生の実行につなげます。「いつまでに目標を達成しますか」「まず何から取り組みますか」などの発問が効果的です。学生の意思が固まったら，「私からほかの看護師に協力を依頼しますよ」「練習が必要なら私も患者役をやりますよ」と教員が協力できることを伝えるとよいでしょう。

7 章

シミュレーションを通して学習する

1 シミュレーションの特徴を理解する

1 シミュレーション教育とは

シミュレーション教育♪とは,「臨床の事象を,学習要素に焦点化して再現した状況の中で,学習者が人やものにかかわりながら医療行為やケアを経験し,その経験を学習者が振り返り,検証することによって,専門的な知識・技術・態度の統合を図ることをめざす教育」です(阿部編 2013, pp. 56-57)。学生は,与えられた状況の実演を通して看護師として求められる能力をとらえ,自分に足りないものや自己の課題を発見することで学習していきます。シミュレーション教育は,看護実践能力の育成に効果が期待できる学習として注目されています。また,患者の安全を重視して病棟実習で看護技術を実践しづらい時代において,教育機関でのシミュレーション教育はますます重要になっていくでしょう。

シミュレーションでは,注射や吸引といった基本的な技術を**シミュレーター**♪を用い習得するだけでなく,**ノンテクニカルスキル**♪も習得することができます。ノンテクニカルスキルには,状況認識,意思決定,コミュニケーション,チームワーク,リーダーシップ,ストレスと疲労の制御といったものが含まれます。テクニカルスキルである専門的な看護技術と同様,適切な看護を提供するために必要なスキルといえます。

シミュレーションにはさまざまな定義があります。広義のシミュレーションには,ロールプレイ,**ペーパーペイシェント**♪などを用いた学習も含まれます。ロールプレイでは,役割を演ずることを通して体感した

ことを糧とし，学びを深めていきます。一方，狭義のシミュレーションは，現実の事象を再現すること，そして役割を演じない等身大の自分で課題に挑戦することに重きを置いています。ここでは狭義のシミュレーションに特化して説明します。

2 意味づけされた行動を促す

「知っている」は「できる」を保証しません。「知っている」を「できる」にするためには，よりリアリティのある環境で学ぶことが鍵となります。シミュレーション教育は，模擬体験を通して心を揺さぶり学習を促進することのできる教育技法です。

シミュレーション教育では，振り返りを通して学生自身が考え，問題に気づき，改善方法を導き出します。学生は，シミュレーションを通して知識不足や技術の未熟さを自覚するとともに，何気ない行為の意味を知るのです。そして，不足している知識を得ようとしたり，未熟な技術を練習して習得したりするだけでなく，意味づけられた行為を目の前の状況に応じてどのように適応させようかと真摯に考えるようになります。さらに，学生が気づいていない望ましい行動については，指導者が承認✓をすることで，学生は自己肯定感を高めていきます。シミュレーションを通して学生は，テクニカルスキルとノンテクニカルスキルの習得にとどまらず，自己に必要な学習を具体化し，学習意欲を高めていくことでしょう。

このようにシミュレーションの学習効果は，振り返りを通して知識・技術・態度の統合を図ることにより，体験に類似した状況においても適切な行動を実践できるようになることです。学生の「知っている」という状態を「できる」という状態，つまり「意味づけされた行動をする」という状態に導くことができるのです。

③ 臨床現場を再現した環境で学習する

　シミュレーションでは，学生は臨床現場で体験する場面を具体的にイメージしながら，手順を進めたり，状況を判断したりすることができます。また，実際の看護場面ではないため，失敗が許されます。学生は安全を保障された環境のなかで学習することができるのです。

　学生が事前に実習場面を模倣した演習を体験することは，自身が実習でどのように行動するのかをイメージすることができます。実習の事前学習になるだけでなく，実習に対する不安の具体化や軽減にも効果が期待できるでしょう。

　たとえば，手術直後の看護では，血圧，脈拍，呼吸音に異常がないか，皮膚トラブルがないかなど多くの観察が必要です。この場面を事前に体験しておくことで，手術直後の観察項目や看護の実際の場面をイメージできます。そして，自分の課題に気づき，実際の患者にかかわる前に術後観察の反復練習を行うことができます。また，学生は，観察する順番や観察時の注意点，観察の目的なども学ぶことが可能になります。実際の状況と関連づけながら，これまで学んできた知識と技術をつなぐことができるのです。

④ シミュレーション教育の類型を理解する

　シミュレーション教育はその内容から，タスク・トレーニング，アルゴリズム・ベースド・トレーニング，シチュエーション・ベースド・トレーニングの3つに分類されます。

　タスク・トレーニングは，血圧測定や導尿など基礎看護技術の演習のように，個人の技術を身につける学習です。アルゴリズム・ベースド・トレーニングは，一次救命処置(BLS)，二次救命処置(ACLS)，災害トリアージのように，個人のスキルやチーム連携などについて学ぶ応用的な学習です。ここでは，ガイドラインに基づいたアルゴリズムについて

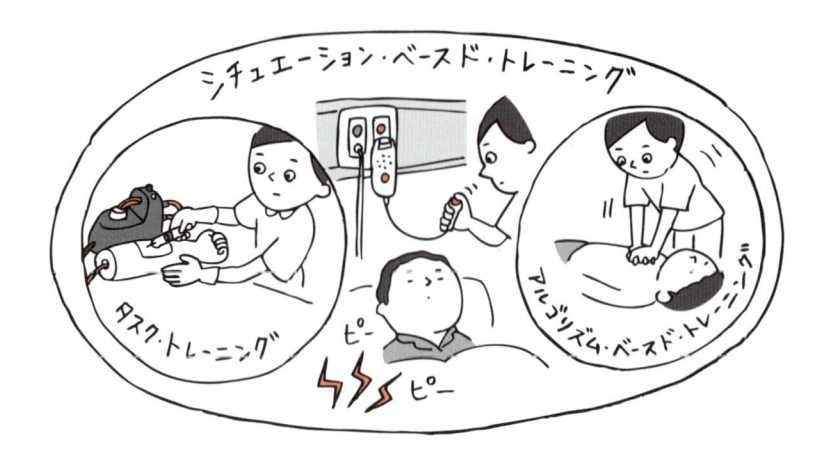

も学びます。シチュエーション・ベースド・トレーニングは，多重課題，術後の早期離床，急変時の対応のように，与えられた状況下における問題を解決するための思考過程やチーム連携の強化を目的とした学習になります。

⑤ シミュレーション教育は3つのパートで構成する

　一般的に1回の授業は，**導入・展開・まとめ**♪の3つのパートで構成されます（中井・小林編 2017）。シミュレーション教育において導入，展開，まとめのそれぞれに対応するのが，**ブリーフィング**♪，セッション，**デブリーフィング**♪です（内藤・伊藤 2017）。3つのパートに区別する理由は，何の説明なしにシミュレーションが始まったり，シミュレーションの体験で得られた学習を振り返ることなく終了してしまったりしては，効果的な学習につながらないからです。

　ブリーフィングのパートは，学生が学習目標，体験の意義，学習環境などを理解するための時間であり，実際の体験学習の事前に行われるものです。セッションのパートでは，用意されたシナリオに沿って実際に学生が体験します。最後のデブリーフィングのパートでは，体験を振り

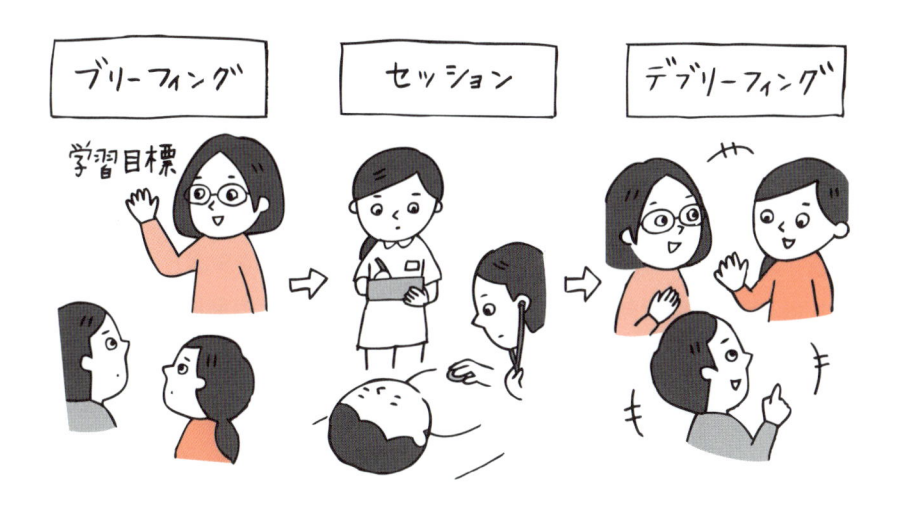

返ることで学習を深めて，その後の学習の課題を明確にしていきます。

2 シミュレーションを準備する

❶ 作成するシナリオの質を高める

　シミュレーションを成功に導くためには，質の高いシナリオづくりが鍵となります。そのためには，シナリオの内容にかかわらず，綿密な準備が必要です。シナリオ作成時には，学習目標と評価方法や，学習目標にふさわしい場面や患者の状態を設定します。さらに，学習に使う物品の検討や準備についても計画します。

　まずは，学習目標を決定します。社会のニーズ，自校のニーズ，実習施設のニーズ，学生のニーズの4つのニーズを意識して学習目標を検討します。

　また，適切な学習目標を設定するために，教員は学生の学習状況を具体的に把握しておきましょう。ほかの領域の教員とも情報共有を図り，

入学から卒業までを通した一貫性のある教育シナリオができると効果的です。

一通りのシナリオが作成できたら関係する教員で集まり，学生と指導者に分かれてシミュレーションの予行演習をしていきます。この試作版のテストをαテストと呼びます。学習目標や患者設定は適切か，振り返りの際の問いは答えやすい内容になっているかなどを確認します。そして，期待する行動を学生が必ずしもとらないことを想定し，学生が実演しそうな行動をいくつか予測し，その対応についても検討しておきます。「○○したら，△△とアプローチしよう」と事前に想定をしておくと，当日の進行がスムーズになります。

たとえば，急変対応の場面で考えてみましょう。学生が病院の個室で，状態が悪化している患者を発見したときを想定したシミュレーションを行います。学生に期待する行動は，「患者の異変に気づくこと」「患者のそばを離れずにナースコールで応援を呼ぶこと」「応援が来るまでの間，患者に声をかけ続け観察すること」です。しかし学生は，「患者のもとを離れ，廊下に出て人を探す」「ナースステーションへ人を呼びに行く」という行動をするかもしれません。そのような行動がみられた場合に，どのように学生に対応をするかについても事前に打ち合わせておきましょう。

効果的な対応につなぐコツは，学習目標の達成につながるような状況設定を付け加えることです。たとえば，学生が病室から離れそうになったら，あらかじめ患者役に「看護師さん，不安だから行かないで」と叫ぶように依頼をしておきます。または，別の学生が廊下を歩くようにして，その学生には，応援要請があれば依頼を引き受けてもらいます。そして，30秒ほど時間をおいて病室に戻り，「呼びに行ったけど，誰もみつからなかった。どうしよう」と言うのもよいでしょう。あるいは，指導者が瞬時に通りがかりの掃除の人を演じ「私が看護師さんを呼んでくるから，あなたはそこにいて患者さんをお願いします」と言ってみるのもよいでしょう。学生は，教員の想定を超えた行動を起こすものです。

いかに学生の行動を予測できるかが，当日の臨機応変な対応へとつながります。

② 学習要素を焦点化する

　臨床のどの場面を切り取り，何を学生に学んでもらうのかを明確にします。臨床で遭遇するであろう，学生にとっては少し複雑な場面を取り上げるとよいでしょう。たとえば，点滴とドレーンを挿入している患者が「トイレに行きたい」と言い出すような場面です。この場面によって，医療安全の視点で転倒のリスクや事故抜去の危険性などを学生は学ぶことができるでしょう。そして，適切な行動はどのようなものかを考えていくでしょう。

　また，全身麻酔で手術を受けた直後の患者が「水が飲みたい」と訴える場面もあります。飲水が許可されていない患者にはどのような援助が可能なのか，飲水が可能だと判断するためには何を観察すべきなのかを学ぶことができるでしょう。これまで学んだ知識が実際の看護とつながれば，水を飲む代わりに口腔内を湿らすなどの援助方法を実施できるはずです。

③ 患者を設定する

　シミュレーションにおいて患者の役割を担うのは，**模擬患者**✎またはシミュレーターです。模擬患者とシミュレーターを併用したハイブリッド方式もあります。

　シミュレーターには，血圧，脈拍，対光反射，肺音などの設定ができるものや，特定の技術を取得できるように身体の一部を型取ったものがあります。採血などの侵襲性を伴う技術や繰り返しの練習が求められるときは，シミュレーターを用いることが効果的です。また，**OSCE**✎(客観的臨床能力試験)などの技術試験など，同じ状況を再現し評価の信

頼性・妥当性を担保したい場合にも有効です。シミュレーターを用いてバイタルサインや症状の観察をしてもらう際には，学生に気づいてもらいたい事柄を明確にして，疾患の特徴的なバイタルサインや症状などを細かくシミュレーターに設定しておくことが大切です。また，学生にはこのシミュレーターで何ができるのかを事前に説明しておくようにします。

模擬患者やハイブリッド方式が適しているシミュレーションは，患者の心理や生理的側面を理解したうえで患者の表情や言動から援助方法を考える場合です。たとえば難聴のある患者や酸素投与中の患者とのコミュニケーションの方法を学ぶ場合，術後で起き上がるときに痛みを訴える患者の早期離床や麻痺のある患者の車椅子移動を学ぶ場合には，模擬患者が適しています。

ハイブリッド方式とは，患者役にシミュレーターの一部を取りつけて行うことを指します。たとえば，タスク・トレーニングでは，注射や導尿などです。シチュエーション・ベースド・トレーニングでは，心不全の事例を想定し，指で押すと凹む浮腫モデルを模擬患者の下腿に巻きつけるという方法もあります。

教員が患者役を演じることは少なくありませんが，教員の人数が足りずに演習が円滑に進められないこともあります。そのため，患者ボランティアといわれる実際に疾患を経験された方や患者を演じる訓練をした模擬患者に依頼するという方法もあります。海外の看護教育機関では，演劇部の学生に対して現役の看護師が演技指導を行い，模擬患者として起用している施設もあります。可能であれば，実習先の看護師，あるいは実習指導者や大学院生に患者役を演じてもらうのも現実感が出るでしょう。

一般的には，臨床経験が少ない学生が患者を演じるのは困難です。患者を演じる前に，学生に動画をみせてイメージさせたり，具体的な演技のポイントについて説明をしたりしておくなどの工夫が必要になります。たとえば，「顔をしかめて痛いと訴える」「吐き気を聞かれたときは

胸のあたりをさすりながら頷く」「麻痺側の上肢は，側臥位では支えがない限りだらりと後方に残したままにする」のように，場面から想定していくつか決めておくとよいでしょう。

4 事前学習を決定する

　学生がセッションを実施するために必要な知識を問うものや看護技術の復習などを課題にするとよいでしょう。この事前課題は，振り返りのなかで使用する教材ともなるので，できるだけ教員もしくは実習指導者が資料を準備しましょう。同じ資料を学生がもっていたほうが，知識のばらつきを軽減することができるため，効果的な振り返りにつなぐことができます。各自で調べるような事前課題を提示する際には，その内容を具体的に提示することを心がけましょう。

　たとえば，呼吸困難を訴える患者への対応についてセッションを行う際に，「副雑音について調べる」という課題を示します。このような示し方をすると，往々にして副雑音の分類のみを調べる学生が出るかもしれませんが，それだけでは呼吸困難を訴える患者に対応できません。そのため，学生が呼吸のアセスメントをできるように「副雑音の分類と病態の関係や音の聞こえ方について調べる」と具体的に示します。

　適切な課題の量と内容を決定するには，学生の**レディネス**とニーズを把握し，意欲を損なわないようにする必要があります。学生のレディネスやニーズにあった内容になっているか，セッションを遂行するために必要な最低限の内容と量を吟味し，学習意欲を失わないように配慮しながら準備を行います。課題が多い場合には，ここだけは見てきてほしい必須の範囲をマーカーで囲って表示をしたり，具体的な項目を提示したりするとよいでしょう。

　また，自分たちで調べる課題の難易度が高い場合は，インターネットや参考書で調べた内容を写すだけになってしまう可能性があります。書き写すだけの事前学習では，セッション中に学習した内容を適切に実践

することができません。また，課題を細かくしすぎると，学生が課題の内容にとらわれすぎてしまいます。その結果，セッションのときに教員側の意図を深読みして混乱したり，患者や場面の状況に関係なく演じてしまったり，緻密なことを求められているのだと錯覚して消極的な行動になってしまうことも考えられます。

さらに，学生が事前課題に取り組むための動機づけがされているかどうかも大切です。つまり，学生がその課題に取り組む必要性について納得できていなければなりません。教員は，セッションを実施するために課題がどのように役立つのかを学生に説明し，学習の動機づけをしておくことが大切です。学生がはじめて経験するようなセッションの場合は，患者や学生が演じる場面の情報を事前に与えて準備できるようにすることや，事前学習用の資料を作成して学生に渡すとよいでしょう。

3　シミュレーションを実施する

■ 学習環境を整える

シミュレーション教育の学習環境下では，忠実性・再現性が重んじられます。忠実性・再現性は，学生が学習に期待する効果やモチベーションに影響を与えます。

忠実性が高い学習環境とは，本物の医療機器や医療器材の使用や実際の集中治療室での実施などです。しかし，忠実性の高い学習環境を整えることには限界があります。大事なことは，いかに忠実性を高くするかではなく，学習目標を達成するために必要な忠実性は何かを考えることです。本物が用意できない場合には，どのようにすれば再現性が高くなるかを検討します。患者役の演技にリアリティはあるか，医療器材や医療材料を模倣できているか，シナリオの背景にリアリティはあるかなど，どのようにすると学生が臨場感のある体験ができるかを検討しましょう。

最近では，シミュレーターにシナリオが連動しているものもあります。費用に問題がなければ，そのような高度なシミュレーターを利用することで，忠実性を高めることができます。また，練習用のインスリン注射には，患者に使用するデモンストレーション用の資器材を活用したりレンタルしたりしてもよいでしょう。

　何もないところで「○○があると思ってやりましょう」では，セッションの中断や学生の戸惑いを引き起こす可能性があります。色や形が異なっても，なるべく代用品を用意したほうが学生はイメージしやすいでしょう。代用品を使用するときは，できるだけ本物と大きさや重さなどが類似しているものを用意します。たとえば，少し時間をおいた濃いお茶を濃尿の代用としたり，空の輸液バッグに水道水を入れて点滴液に見立てたりすることもできます。また，縄跳びを半分に切れば，握りの部分がナースコールとして使えます。ダンボールや紙から代用品を製作することもできます。

　ベッドサイドモニターについては，タブレット端末にダウンロードして活用できるアプリがあります。脈の波動を再現できるアプリや，胸骨圧迫のペースを測定できるアプリなども販売されています。

コラム　　**リアリティのある教材は工夫次第**

　臨地実習で多くの学生が特に衝撃を受けるのは，おむつ交換や陰部洗浄，人工肛門のパウチ交換など，排泄にかかわる援助です。実際に体験してみると，ほとんどの学生が「うまくできなかった」「難しかった」「学内の演習と全然違う」と答えます。清拭や足浴などの援助に比べ，極端に技術レベルが高いわけではありませんが，学生にとってはハードルが高い援助のようです。

　どの学校でも，基礎看護技術科目に排泄援助の方法が組み込まれ，学内の演習では患者体験も看護師体験もしています。排泄の援助では患者の尊厳を守り，羞恥心やプライバシーに配慮すべきであることを，学生は十分に認識しています。基本的な援助技術の根拠や方法につい

ても学習しており，決して失敗してはならないと感じています。にもかかわらず，いざ実践してみるとうまくいかないのは，学内の演習で提供できる疑似体験に限界があるからです。特に，排泄の援助に関しては，本物の陰部と同じような男性・女性のシミュレーターを全学生が使用することや，実際の排泄物を用意することは困難です。学生のプライバシーや倫理面についての配慮も必要なため，「本物」とはかなりかけ離れた体験になってしまいがちです。気恥ずかしさや戸惑いから，真剣に取り組めない学生も少なくありません。

　筆者は，おむつ交換と陰部洗浄の演習で，患者役の学生が装着するおむつにコーヒーを染み込ませてみたことがあります。広範囲に着色されたおむつを見て，看護師役の学生はためらいましたが，汚れた部分を広げないようにおむつを丸めたり，引き出しやすいように体位変換をしたり，患者役に声かけをしたりしていました。コーヒーの色が学生にリアリティを感じさせ，真っ白なおむつでは得られない反応がみられたのでしょう。

　ある学校では，気管内吸引のために，教員が片栗粉を使って泥状にした模擬的な痰を作製したという話を聞いたことがあります。本物にできるだけ近い，あるいはその状況をイメージしやすい，なおかつ心理的負担になりすぎない体験学習を促すためには，適度にリアリティのある教材や場面設定が必要です。それにあたっては教員自身の臨床経験が役に立つことがあるかもしれません。　　　　　　（嶋﨑和代）

2 ブリーフィングで方向づける

　ブリーフィングとは，学生に情報を与え，セッションがスムーズに進行できるように方向づけをするための事前説明のことをいいます。学生が落ち着いてセッションに臨むためには，心と頭を整理する時間を設けることが必要です。

　ブリーフィングでは，学生がもっている力を十分に発揮できるように，「学習目標は何か」「この学習は何のためにしているのか」「何を目指せばよいのか」など，事例や場面とともに明確に示します。

　また，シミュレーションを行うにあたって，使用する設備や機器など

の学習環境について十分に説明を行います。実際にシミュレーションを行う場に学生と一緒に行き，使用する物品やシミュレーターの機能について説明を行うとよいでしょう。たとえば，脈が触れるシミュレーターであれば，実際に触れてもらい，セッション中でも測定するよう伝えます。

　課題を伝えた後に学生同士のブリーフィングの時間を設けてもよいでしょう。目の前にある課題に対してどのように行動したらよいのか，学生同士で短く打ち合わせをします。これにより，振り返りの際にベッドサイドに向かう学生の心理的なハードルを下げる効果が期待できます。学生同士のブリーフィングがない場合，ベッドサイドに出向いた学生は，自身の行為について全員の前で晒されながら振り返ることになります。こういった状況は当事者にとって，非常につらい時間となります。反省会ではなく，効果的な振り返りの場につなぐために，安全な場で失敗ができる環境をつくることもブリーフィングの目的となります。

　ブリーフィングでは，教員は特に注意して学生の反応をしっかりと観察しましょう。学生が，教員の伝えていることをイメージできず不安が拭えないと，表情を曇らせたり，隣の学生に確認したりするなどの行動として表出されます。ブリーフィングでは，シミュレーションを行うことが学生にとってどのような意味があるのかを説明するだけでなく，知っていることを実践できるようになるための学習であることや，失敗してもよいことも伝えます。

3 シミュレーションを開始する

　シミュレーションを行う際，教員はファシリテーター役を担います。シミュレーション教育におけるファシリテーターとは，「学習者のシミュレーション中の思考や行為を支援して，主体的な学習を導く人」(阿部編 2013, p. 121)のことを指します。つまり教員には，セッションの状況をつぶさに観察し，学生の思考や行為が中断しないように支援するこ

とが求められます。具体的には，タイミングよく測定値や状況を伝える，一時中止や終了の合図を送る(キューイング)，学生の思考や動きが止まったときに促進する(プロンプティング)などがあります。

　この支援のなかでも難しいのが，セッションを止めるタイミングです。学生の動きが固まり促進をかけても進まないとき，あるいは長時間の沈黙が続いたり，「どうしよう」という声だけや苦笑いが続いたりしてセッションが進みそうもないときには，潔く中断したほうがよいでしょう。ただし，教員の人数が少なく個別の対応が難しい場合や，中断するかどうかの判断が難しい場合には，時間で区切るとよいでしょう。たとえば 3 分に時間を設定して，できるところまで観察をしてタイマーが鳴ったら終了とするという方法も可能です。

　セッションのスムーズな進行を意識しすぎるあまりに，教員は学生を誘導してしまうことがあります。学生はその状況を考えながら実演し，その体験を振り返ることで学ぶのです。そのため，体験が教員によって誘導されたものになると，学生自身の成長にはつながりません。学生の行動や発言を待つことが最も大切です。

4 デブリーフィングで学習を深める

　シミュレーションが終わったらデブリーフィングを行います。事前に行うブリーフィングに対して，デブリーフィングは事後に行う活動です。デブリーフィングでは，シミュレーションを体験した学生本人と，周囲でその様子を観察していた学生が，教員の支援に沿ってセッションでの活動を振り返ります。ディスカッションを交えて，知識と技術の統合や新たな学習課題を確認し合います(阿部編 2013)。デブリーフィングは，シミュレーションの肝といわれるように，学生の活動をやりっぱなしにしないためにも非常に重要な活動です。

　デブリーフィングの重要性は時間配分にも表れます。デブリーフィングには，セッションの 2〜3 倍の時間を確保するとよいでしょう。ただ

し，学生の集中力を考えると 1 回につき 20 分以内におさめるほうがよいでしょう。

　デブリーフィングにおいて教員は，学習目標に沿った具体的な問いを投げかけ，学生自身が問題や解決方法を見いだせるように支援します。看護技術を実施した学生および観察していた学生が，思考を整理しやすいように順序だてて議論を進行したり，気づきを促すきっかけを与えたりして，学習目標に達成できるように支援します。支援するためには，セッション中の学生の行動を細かく観察することが重要です。観察したことを忘れないようメモをとったり，観察役の学生に期待する行動を項目にした観察シートやチェックリストを用意して記入してもらうのもよいでしょう。また，セッションを録画し，セッション後に視聴する方法もあります。

　デブリーフィングでは，学生の思考過程を刺激しながら気づきを促す支援が重要です。教員が一方的に考えを押しつけるのもよくありませんし，「どうでしたか」という漠然とした問いでは，学生の学習は深まりません。学生に何を学んでほしいのかを念頭におき，**発問** を通して学生の思考を確認しながら進めます。たとえば，病室で急変した患者を発見し応援を呼ぶセッションでは，「患者のどのような様子から応援を呼ぼうと思ったのですか」「もしも患者のそばを離れたら，どのようなリスクがありそうですか」「病棟にはどのような職種の人がいますか」「入院患者や面会者は突然大きな声が聞こえたらどのように感じるでしょうか」など，学生の気づきを促すように進めていきます。以下の**プラス・デルタ** と **GAS 法** といったデブリーフィングの技法を参考にしてもよいでしょう。

(1) プラス・デルタ (Plus/Delta)

　プラス・デルタは，できたこと (プラス) と今後の改善点 (デルタ) に焦点をあてる方法です。できたことは「＋」の記号，改善点は「△」の記号で表します。改善点が「×」ではなく「△」であるのには，否定するのではな

く建設的に改善しようという意味が込められています。

　具体的には，まずは「よかった点は何でしょうか」と問いかけて，プラスの意見を抽出していきましょう。たとえば，リハビリテーションに参加したくないと訴える高齢患者への看護について学ぶシミュレーションを考えてみましょう。学生は，リハビリテーションに参加したくないという患者のそばに寄り添い，患者の声に耳を傾けることができたとします。このような場面の振り返りで「よかった点は」と学生に投げかけると，「リハビリテーションは患者にとって必要なことだけれども，まずは患者の気持ちを受け止めて，"なぜやりたくないと思うのですか"と患者の気持ちに寄り添いながら聞けたのがよかった」と学生は答えるかもしれません。

　よい点が抽出されたら，さらによくするために質問を重ねます。それがデルタの部分で，「さらによくするにはどうしますか」という問いになります。先ほどの場面であれば，学生からは「寄り添って傾聴できていたのはよかったけれど，患者の横に立ったままで目線が高かったので，もう少し目線を合わせられると，さらによくなると思います」という意見が聞かれるでしょう。

　ただし，何がよかったのかわからない学生もいます。そのような学生には，「よかった点」の代わりに「がんばったところはどこですか」と尋ねると答えやすくなります。

　大事なポイントは，実際に患者役に接した看護師役の学生だけでなく，看護師役と患者役を注意深く観察してくれていた学生(あるいは観察者)の声をいかに拾うかです。看護師役の学生は，緊張のあまり覚えていない内容もあります。また，無意識に実施された看護もあります。それを仲間である周囲の学生の力を借りて言語化を促し，思考と行動の再構成を図り，何が看護なのかを伝えていくのです。

(2) GAS法

　GAS法とは，情報収集(Gather)，分析(Analyze)，まとめ(Summarize)

の3段階で学生の思考を整理する方法です**(表7-1)**。まず，どのような情報を学生がとらえているのかについて質問を行い，確認をしていきます。一見，学生は気づいているはずだと思われる症状や，教員からはみえているさまざまなしかけも，学生が気づいていないこともあります。学生がわかっているものと決めつけず，まずは学生の声に耳を傾けて確認をすることがコツです。次の段階である分析を的確に行うには，十分な情報が必要となるため，この情報収集の段階はとても重要です。

　十分な情報が得られていないことがわかった場合は分析へと進まずに，もう一度シミュレーションを行ったり，振り返りのなかで場を移し，学生らと一緒にベッドサイドに向かいます。落ち着いた気持ちで観察すると，いろいろなことに気づき，追加情報を得ることができるのです。これを，ベッドサイドデブリーフィングと呼びます。

　十分な情報が得られていることが確認できたら，次の段階の分析へと移行します。得られた情報をもとに，患者に起こっていることを分析していきます。また，どのような行動改善が求められるのかについても検

表7-1　GAS法と発問の例

段階	目的	発問の例
①情報収集 （Gather）	学生が状況をどのようにとらえたのか学生の行動を明確にする	「何が起きていましたか。観察したこと，感じたこと，実施したことを書き出してみましょう」
②分析 （Analyze）	学生が思考過程や問題について振り返り，学生自身が気づけるように支援する	「得られた情報から何が起きていると考えますか」「○○の部分についてもっと説明してください」「どうしてそのように考えたのですか」「患者にとってどうだったか考えてみましょう」「学習目標は何でしたか」
③まとめ （Summarize）	学んだことをまとめて話し合う	「よかった点を挙げてみましょう」「さらによくするためには，どんなことができそうですか。改善点を挙げてみましょう」

阿部(2013), p. 118を参考に作成

討します。

　最後のまとめの段階では，シミュレーションを通して学んだことを話し合います。何について学んだのか，どのような気づきがあったのかを議論します。学習の成果が十分に共有されれば，今後の課題を明確にします。次に続くシミュレーションがあれば，そのときの課題を明らかにします。たとえば，適切な観察をすることが目標のシミュレーションにおいては，1回目では十分に観察できなかった項目を確認し，次のシミュレーションでは不足していた部分も忘れずに観察するよう促してまとめとします。

8章

ロールプレイを通して学習する

1 役割を与えられると人は気づく

■ ロールプレイとは

　ロールプレイは「役割演技」とも呼ばれます。実際に起こるであろう場面を設定し，複数の人がそれぞれの役割を演じることを通して，その立場や感情などを想像し，実際の場面でも適切に対応できるようにする体験学習の1つです。

　役割という言葉は，その立場の人らしく振る舞うことを意味し，ロールプレイを行うには，深い人間理解が必要になります。ロールプレイから学ぶことは，いかにして役割をこなすかという独りよがりの世界に浸ることなく，相手が何を考えどのように感じているかを深く考えることです。ロールプレイは，他人から知識を教えられるのではなく，役割を演じることにより学生自身が主体的に考え気づくところに意味があります。

■ 役割を演じる意義を理解する

　看護教育におけるロールプレイでは，患者，家族，看護師，ほかの医療職などの特定の役割を演じます。学生はそれらの役割を体験することにより，どのような問題が生じて，どのように解決をするのか，そのためにどのような看護援助が求められるのかといったことを学びます。さらに，患者や家族がどのような思いでいるのか，ほかの医療者はどのよ

うに考えているのか，といったことを思考することで，他者を理解して
受け入れることを学びます。

　看護学生が臨地実習において判断に困難を感じる場面に，患者への接
し方や関係の構築などコミュニケーションに関連したものが挙げられま
す。ロールプレイでは，患者役とやりとりするなかで，患者にどのよう
に声をかけるのか，患者の言動に看護師としてどのように反応するのか
といった対人関係スキルや看護技術を習得します。また，患者の言動に
対する自らの感情や戸惑いを経験したり，自分の話し方や身振りの癖に
気づいたりすることで自己の理解を深めます。さらに，患者役が心を開
く瞬間を感じとり，どのようなコミュニケーションが望ましいのかを理
解します。そして，臨地実習のイメージが明確になり，**レディネス**🚩を
高めることができるでしょう。

　ロールプレイにおいては，たとえば患者役をすることで，「寝衣が乱
れていると寝心地が悪い」と感じることがあります。そのようなときに
看護師役に寝衣の襟元や背部のしわを整えてもらう体験をすると，「単
に寝衣を交換するだけでなく，襟元や寝衣のしわまで配慮がなされる
と，患者の居心地のよさは違うのか」という気づきを得ることがありま
す。その気づきによって，「技術だけでなく，患者に対する気づかいを
大切にする看護師になりたい」という思いを抱かせ，看護を学ぶ意欲を
高めるかもしれません。

❸ 観察者にとっても意義がある

　患者や看護師の役を実践するだけでなく，学生が観察者となってロー
ルプレイを観察することにも学習効果があります。たとえば，ほかの学
生の発する声かけが自分の思い至らなかったものであれば，そういう声
かけもあるのかと気づくでしょう。観察によって，自分が演じていると
きには気づかなかったことを発見することができるのです。

　アクティブラーニング🚩のなかには，一部の学生が議論し，ほかの学

生はそれを観察する**フィッシュボウル**♪という手法があります。議論をしている学生をほかの学生たちが遠巻きに眺めている様子が金魚鉢を連想させるところからついた名前です。ロールプレイにおいても，一部の学生が役割を演じ，ほかの学生が観察している場面は，フィッシュボウルの発展型といえるでしょう。また，スマートフォンなど学生が持っている端末を活用してロールプレイを動画撮影し，グループで検討したうえで，クラス全体の討議をするとさらに内容が深まるでしょう。

2 ロールプレイの場面を設定する

■1 学生ができる役を理解する

ロールプレイの場面を設定する際に，学生ができる役には限界があるということを理解しておく必要があります。怪我をして不自由な思いをしたことのない学生が障害のある患者の役を演じたり，入院した経験のない学生が入院患者の役を演じたりすることは簡単ではありません。同

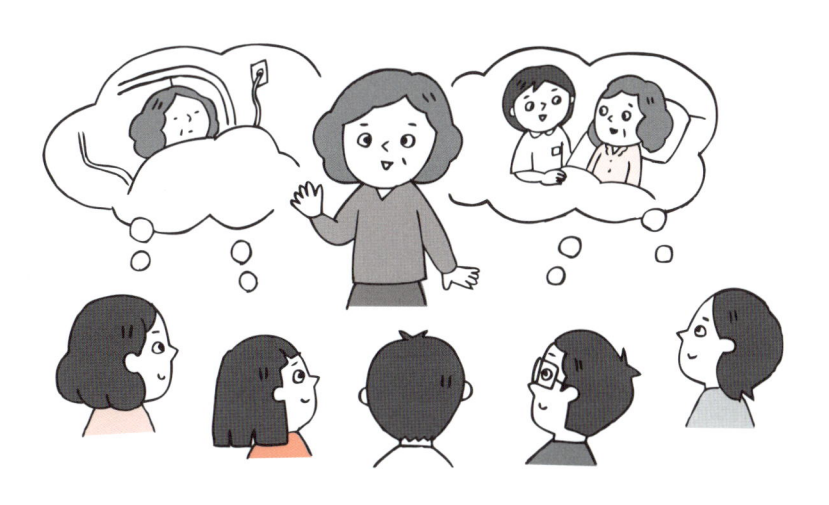

様に，若い学生が高齢患者の気持ちを理解して演じることも難しいでしょう。看護師としての役割については，当然ながら経験のない学生ばかりですので，教科書などの教材に記載されているような事例と似ているものなど，学生にとってイメージしやすいものを与えるところから始めるとよいでしょう。

看護師役に限らず，学生がロールプレイに慣れていない段階では，その役割を演じやすくするための情報を提供する必要があります。入院経験のある学生や家族，知人がいれば，あらかじめ話を聞くように指示することができるでしょう。また，インターネット上に看護に関連する動画や文章が多く掲載されているので，ロールプレイの場面に近いものを教員が探し，学生に提示することもできるかもしれません。

学生にとってどうしても演じることが難しい役は，教員自身が担当したり，ほかの教員や看護師などに協力を依頼したりするようにしましょう。

❷ 場面設定を明確にする

ロールプレイにおいては場面設定を明確にしておく必要があります。看護場面の設定があいまいであると，患者役も看護師役も演じにくく，効果的な学習につながらないからです。

たとえば，「はじめての入院で緊張している患者とのコミュニケーションを意識的に行うことを学ぶ」を目的にした場面で考えてみましょう。「はじめての入院」「緊張している」という設定だけでは，入院の経験の乏しい学生では，どのように演じればよいのか想像できないかもしれません。そのため，年齢，性別，家族背景などを丁寧に設定し，今回の入院がどのような目的であるのかを考えます。具体的に患者の場面設定を行うことで，はじめての入院に対する患者の疾患や治療への不安，家で待つ家族への思いなどを想像することができます。それが学生の患者理解を促していくことにつながるのです。また，看護師は患者の担当で

あるのか，患者と接するのは何回目であるのかなど，患者とのコミュニケーションを考えるうえで必要な状況を設定していきます。入院何日目で，検査などはどの程度終わっており，どのような説明が医師からなされているかなどを設定しておくと，学生は看護師としての役割をより考えやすくなります。

❸ 実習での場面を再現する

　臨地実習で学生は患者に対して，声をかける，バイタルサインを測定する，看護援助を行うなど，座学で得た知識や学内で行った演習をもとに実践します。しかし，学んだ通りにすんなりと実践できることはそう多くありません。臨地実習でうまくいかなかった部分をロールプレイで再現し振り返ることで，臨床の場でどうすればよいのか，どういった配慮をすればよいのかなどについて学びを深めることが期待できます。

　たとえば，精神看護学実習の場面を考えてみましょう。看護学生の多くは，精神看護学実習の場ではじめて，精神疾患を抱えて生活している患者と出会います。講義では，幻聴などの症状があることは学習していますが，実際にコミュニケーションをすると，患者の理解が難しいことがあります。たとえば，被害的な幻聴がある患者がそれまでは普通に学生と話していても，突然「私のことは放っておいてください」と言われたりすることがあります。これは幻聴に左右された言葉であることが多いのですが，学生は自分が悪かったと落ち込んでしまうことがあります。また，連合弛緩のように思考障害があると，話が唐突になったり，会話が飛んだりしてしまうことがあります。このような場合，学生は患者が何を言おうとしているのかとらえることが難しくなります。患者の状態を的確にアセスメントし，理解するためには，場面を再現して検討することが必要になります。そこでロールプレイで再現し，実習を振り返りながら理解を促したり深めたりするのです。

看護者としての一連の行為を体験する演習

　母性看護学の演習科目で，学生が褥婦役と看護師役になって，訪室から褥婦の観察を行い退室するという設定のロールプレイを通して褥婦のフィジカルアセスメントを学ぶ演習を行いました。褥婦役と看護師役は演習開始時にくじで決定するため，事前の打ち合わせはできません。ペーパーペイシェントでアセスメントをする場合，すべての情報は記載されていますが，このロールプレイでは，自分で観察して情報を収集しなければなりません。また，看護師役は自分の投げかけに褥婦役がどのように反応するかまったくわからない状況ですから，褥婦役の反応にあわせて臨機応変に対応する必要があります。

　この演習を行う前は，手技を学ぶ演習とペーパーペイシェントを用いた看護過程の演習を分けて実施していました。その頃，実習開始時には「子宮の観察をしようと思ってもどのように声をかければいいかわからない」「悪露の色や量をどのように聞けばいいかわからない」といった発言がみられていました。しかし，この演習を行うようになってからは，「とりあえず学校でやったようにやってみた」「やってみたけどうまくいかなかったんですが，どうすればよかったんでしょう」などの発言へと変わりました。

　実際の看護場面では，前後の説明や手技の実施中の声かけなど観察の手技以外の多くのことがあります。それらすべてが一連の看護行為として組み立てられてはじめて適切な観察が実践できるわけですから，手技だけの演習では実際の実習場面との間にかなりのギャップがあり，学生たちはそれを越えるために困難を感じることがあります。特に，学生たちのコミュニケーション力が低下してきた現状では，かつての手技の演習だけで十分だった授業設計では学生の効果的な学習を支援することができなくなってきています。

　またこの演習で褥婦役を演じたことで，看護者の声かけや説明に対する褥婦の反応を理解できるようになり，どのような声かけや説明をすると相手に伝わるのかを考えられるようになるという効果もありました。学生の状況や学習到達度を見極めながら体験学習を授業設計に組み込むことで，学生の効果的な実践力の習得を支援できるのではないかと思います。　　　　　　　　　　　　　　　　　　　（服部律子）

3 ロールプレイを実施する

1 登場人物と配役を決める

　ロールプレイの登場人物については，患者役や看護師役が1人とは限らないこともあります。しかし，ロールプレイに慣れていない段階では，患者役と看護師役が1人ずつといったように，登場人物が少ないほうがよいでしょう。登場人物が少なくても，役割を交代して行うことによって，より多くの気づきを得ることができます。

　学生がロールプレイに慣れてくれば，登場人物を増やすこともできます。看護師の先輩や患者の親族などを増やすと，看護師役として考えるべきテーマや注意を払うべきポイントが増えます。学べる内容の幅が広がるといえるでしょう。

　患者役，看護師役などを演じる学生以外に，観察者という役も存在します。観察者は，患者役，看護師役の学生のロールプレイをただ見学しているのではありません。患者役と看護師役の間で，どのようなコミュニケーションが行われ，どのように看護援助が行われていたのかを観察し，客観的に**フィードバック**♪するという重要な役割があります。看護師役の行動や態度など，観察するポイントを記したチェックリストを準備しておくと，より効果的なフィードバックを行うことができるでしょう。

2 役割を演じることに集中させる

　ロールプレイの経験が少ない学生は，人前で役割を演じることに対して恥ずかしさや緊張感をもったり，失敗しないようにとの思いが強すぎたりして，体がうまく動かなかったりします。ロールプレイは失敗することができる場であることを説明して，安心して役割を演じさせましょう。

また，仲のよい学生のグループでは，役割を離れて普段の同級生同士の話し方に戻ってしまうことがあります。ロールプレイが実習で患者とやりとりするための練習であることや，ロールプレイを通してどのようなことを学ぶのかなどを説明し，お互いの学習に対する責任を自覚させるようにしましょう。

❸ 実演させる

ロールプレイの準備が整ったら，教員の指示のもとで実演を開始させます。学生のロールプレイの実演中，教員は何が起こっているのかをしっかりと観察し，発言は極力控えます。

ロールプレイ中に，沈黙が続く場面もあるかもしれません。しかし，必ずしも沈黙は停滞を意味するわけではありません。たとえば，患者役が沈黙してしまった場合でも，そのまま続けることで，どのような気持ちになったのか，そのときにどのようにしたらよいのかを看護師役に考えさせるきっかけになるからです。

ただし，ロールプレイが行き詰まったと判断したときには，教員は放置していてはいけません。軌道修正をするかいったん終了するかなどの介入が必要になります。

可能な限り，患者役，看護師役，観察者，それぞれの役割を学生が経験できるよう時間配分をします。それぞれの役割を担うことで，患者役は患者の気持ちが想像できるようになり，看護師役は，患者の気持ちをある程度推し量れるようになることが知られています(藤澤ほか 2014)。

❹ 振り返りで学習を深める

ロールプレイが終わった後，患者役，看護師役，そして観察者は，ロールプレイの場面で感じたことや考えたことを共有します。振り返りで学習を深めるために，記録用のワークシートを事前に用意しておきま

す。ロールプレイで何が起こったのか，どのように感じたのか，考えたのかといったことに加えて，そのように行った根拠も記録できるようにするとよいでしょう。

　振り返りでは，患者役であれば，看護師役のどんな言葉に心が動いたか，その言葉をどのように感じたのかを話します。看護師役であれば，患者役の何をみて，何を聞いて，どのような対応をしたのかを話します。患者が何を考え，何を感じているか，それに応えるために看護師は，どのようなかかわりが求められているかについて深く知ることができます。また，ロールプレイ前に考えていたコミュニケーション技術や援助方法が，実際にできていたかを振り返ります。できなかった場合は，どうしてできなかったか，どのようにしたらできそうかについて考えるようにします。

　観察者には，使用したチェックリストを用いながらロールプレイをみて感じたことを素直に表現してもらいます。また，患者役や看護師役のどのような言動がよかったか，表情やしぐさといった**非言語コミュニケーション**♪の部分についてどのように感じたかについて述べてもらいます。そうすることで，患者役や看護師役の双方が気づかなかった言動や態度にも気づき，他者から見た自分に対する理解が深まります。

　ロールプレイの振り返りにおいては，できるだけ建設的に行うことが望ましいでしょう。たとえば，看護師役であれば「患者に優しく声をかけられていた」「患者の目をみて話せていた」など些細なことでもかまいません。お互いにできたことを認めることで，学生はコミュニケーション技術，対応技術に自信をもち，さらによくしていこうとする意欲を高めることができます。

　学生間で振り返りが十分に行えていないときには，教員が振り返りを促す問いかけをするとよいでしょう。看護師役の学生にはうまくいったことを尋ね，次に思うようにできなかったことについて尋ねていきます。患者役には「看護師役の声かけで安心できた言葉はどのようなものでしたか」「共感してもらえていると感じたのは，看護師のどのような態

度でしたか」「声をかけるタイミングによって，患者役の不安を軽減することはできるでしょうか」といった患者役の心が揺らいだ場面を取り上げながら問いを投げかけていくと，よりよいコミュニケーションについて考えていくことができます。観察者の学生には，看護師役，患者役の発言を聞いたうえで，その内容についてどのように思ったかなど，やりとりを通じて気づいたことについて尋ねてみるとよいでしょう。教員は，それぞれの役の気になった発言について，学生にとって学びにつながるものを取り上げるようにしましょう。そのことについて学生同士で考えたり話し合ったりする時間を設けることにより，自己理解や他者理解を深めることにもつながります。

表 8-1　がん告知のロールプレイの後のまとめ

Point （結論）	今日は，がん告知を受ける患者への看護，意思決定支援について学びました。
Reason （理由）	がんは，身近な病気です。日本人の 2 人に 1 人はがんに罹患し，3 人に 1 人はがんで亡くなるといわれています。
Example （具体例）	ロールプレイを通して体験したように，たとえ演技とはいえ，告知を受けると患者役は頭が真っ白になり医師からの説明が耳に入らなくなることを共有することができました。 医師からの説明は理解できたのか，難しい言葉はなかったか，さらに医師に聞きたいことはないか，再度説明の機会を設ける必要性はあるのか。それらについて，告知の場で，あるいは告知の後に，患者とのコミュニケーションを通して対応することが看護師には求められています。 そして，がんの治療法はさまざまですが，治療を受けないという選択肢もあることを忘れないでおきましょう。どのような道を選ぶのか，それを決めるのは，あくまでも患者自身なのです。
Point （結論の強調）	少しでも患者本人が納得して治療法を選択し，主体的に治療に臨めるよう調整をしていくこと，それが看護師に求められている意思決定支援です。必要な情報だけを提供し突き放すのではなく，患者に寄り添いながら，一緒に考えていける看護師になりましょう。

⑤ ロールプレイで学んだことを整理する

　ロールプレイの最後では，教員が簡潔にこれまでの学習内容をまとめましょう。その際に参考になるのは **PREP 法** という構成で，結論，理由，具体例，結論の強調の順に学習内容をまとめます。**表 8-1** は，PREP 法を活用したがん告知のロールプレイの後のまとめです。

　ロールプレイでの振り返りでは，「この看護場面では，看護師は○○をするべきであった」と正しい答えを決めつけることは望ましくありません。看護場面において，正解は 1 つではありません。患者の特徴や看護師との関係性，看護師の性格や経験など，さまざまな要素によって，その状況での適切な対応は変化します。同じ看護場面であっても，患者役を演じる学生の言動が変われば，看護師役の言動も変わることを補足しておきましょう。

9章 臨地実習の体験を通して学習する

1 臨地実習はどのような体験学習なのか

1 本物体験ができる

　臨地実習における体験学習の特徴は**本物体験**ができることです。あたりまえですが，患者，その家族，看護師，施設などのすべてが本物です。本物の患者や看護師などとのかかわりから，学生は多くのことを学習することができます。シミュレーションやロールプレイのような**疑似体験**とは異なり，臨地実習における体験学習はすべてが本番です。思うようにできなかったから，時間を戻してやり直すということはできません。やり直しがきかないからこそ，緊張感とともに責任感をもって学生は真剣に取り組むことが期待されます。学生が本物体験から可能な限り多くを学べるように，臨地実習だからこそ学べることを明確にして支援していくことが求められます。

2 背伸びする体験で成長する

　体験学習では，懸命に手を伸ばせば届く目標を立て，それに挑戦することが重要であると指摘されています(松尾 2011)。背伸びをすると，これまでにみたことのない未知のものと対峙することになり，そこに挑戦するなかで，自分がこれまでに学んできたことを応用したり，新たな学びを得たりし，大きく成長するからです。

　臨地実習は学生にとって背伸びをする体験であり，大きく成長する機

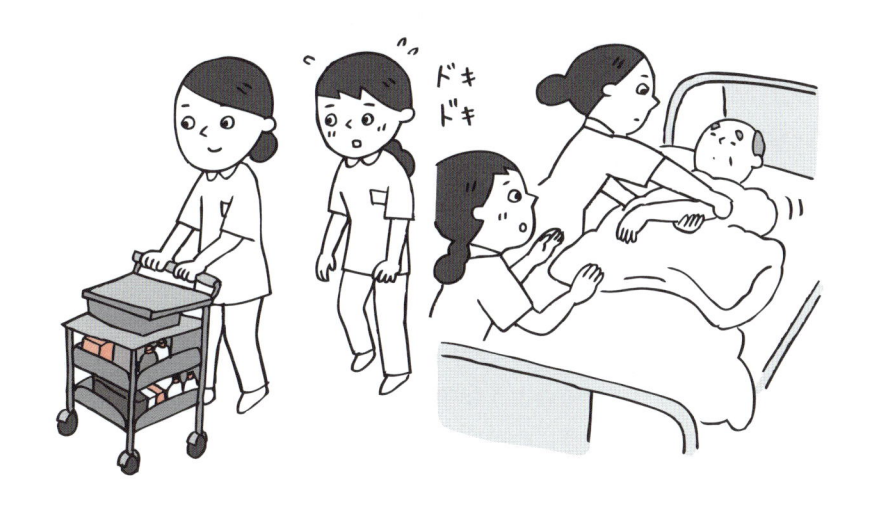

会となります。学生のなかには，講義や演習では想像もできなかった場面に遭遇したり，これまで学習したことの実践を通してはじめて知識や経験が圧倒的に足りないことに気づき，愕然とする人もいるでしょう。また，患者とのかかわりにちょっとした失敗をして，看護師に注意をされたり，患者や家族への謝罪を求められることもあるかもしれません。このようなリスクもありますが，体験を乗り越えることで学生は大きく成長することができるのです。

　臨地実習が始まるにあたり教員は，経験的にどのようなリスクが生じるのかを予測できるため，心配が尽きないでしょう。しかし，まずは学生の成長の可能性を信じることが大切です。というのも，学生に対する教員の期待が学生の学習に大きく影響することが確認されているからです。これを**ピグマリオン効果**といいます。学生によっては，教員の態度から自身が期待されていることを感じとれない人もいます。そんなときは，直接的に言葉で学生の成長を期待していることを伝えるとよいでしょう。

ピグマリオン効果を狙って声をかける際には，学生の状況に応じて使い分けができると，さらに効果的です。学生のなかには，患者に対して何もできない自分や医療現場の厳しい現実，白衣を着てベッドサイドに立つことの重みに押しつぶされそうになり，「私は看護師に向いていないのではないか」と苦悩していることがあります。そんなときには，教員からの「あなたはよくがんばっていると思いますよ」「あなたは優れた看護師になると思います」「私はあなたに期待しています」という抽象的な期待の言葉が，学生にとってはかえってプレッシャーになることがあります。したがって，そのような場合には，学生が実際にできていることを具体的に伝えるように心がけましょう。たとえば，学生が笑顔で患者に接する姿や患者への言葉のかけ方，そのときに患者がみせた笑顔の様子，あるいは患者が心を閉ざしてしまったときであっても熱心に患者のことを考え悩んでいる姿勢などを，教員はつぶさにとらえて学生に返します。小さくともできていること，学生のなかにみられた望ましい看護の姿を具体的に伝え**承認**するすることが，学生のなかに**ロールモデル**を築く基礎となり，学生は自分の力で目標に向かう道しるべを得ることができるのです。

3 安全安心な場づくりが求められる

　学生が臨地実習を通して大きく成長するためには，安心して学習できるように支援していくという姿勢が教員に求められます。不安が強くなると，本来の能力が発揮できなくなったり，新たな体験に挑戦しようという勇気がもてなくなったりします。教員は学生の不安を軽減し，安心して実習に臨める環境調整を行うことが重要になります。

　実際，大部分の学生は実習に対して期待とともに多くの不安を抱いています。「患者さんに受け入れられるだろうか」「患者に提供する看護技術を自分はうまくできるだろうか」「現場の看護師に自分は受け入れられるだろうか。叱られるのではないだろうか」といった不安があります。

また，実習が始まると，知識不足や未熟な看護技術，患者や実習指導者とのコミュニケーションの難しさなどに直面し，自己肯定感が低くなります。実習指導者など先輩看護師との関係に不安や悩みを抱えはじめると，やがて患者に目を向けなければならないはずの実習が，実習指導者に叱られないように立ち回ることが優先されるようになってしまいます。

　また，臨地実習での体験学習の特徴の1つは，実習指導者をはじめとするさまざまな関係者と協力してチームとして学生を育てる環境を整えるということです。チーム全体で学生を支援していくという体制は，学生が安心して学習できる環境の提供につながります。そして，学生も含めたチーム全体で患者を支えることは，安全安心な医療の提供にも拡大していくのです。学生の状況に応じたチームによる教育体制を柔軟に調整していくことは，質の高い医療の提供および医療安全にもつながる行為なのです。

2 他者とのかかわりから学習する

■ 患者との意図的なかかわりをみせて学習を支援する

　看護における人間関係は偶然生まれるものではなく，意図的なかかわりによって生まれます。というのも，看護師は，患者の疾患や治療，性別や年齢などの情報に限らず，その人の価値観や信念，人生経験や生活などの情報も得たうえで，その人の看護上のニーズをとらえ，それらを満たせるような看護実践につなぐために，患者との関係性を築いているからです。看護師が何気なく行っているコミュニケーションは，一見学生には雑談のようにみえます。しかし看護師は患者の緊張をほぐしたり，**パーソナルスペース**✔を縮めたり，自分自身を知ってもらうことで患者に安心感を得てもらうなど，その行為の背景にはさまざまな目的があります。その行為の目的，つまり熟達者の思考の部分は，言語化しな

い限り学生にはみえない部分なのです。そのみえない思考を言語化することで，患者との意図的なかかわりをみせて学習を支援することができます。熟達者になればなるほど，何気ない行為も増えていきます。実習指導を通して思考と行動をつなぐかかわり方を意識することは，実は教員や実習指導者自身の看護の振り返りにもつながる行為なのです。

2 患者との関係性を築き患者の本質をとらえる

　実習であっても，学生は疾患や治療法だけではなく，患者の背景や思いまでを知ることができるように患者との関係を築いていく必要があります。しかし，学生は患者の全体像をとらえることが難しく，どうしても疾病から患者をとらえ，患者の治癒力を高めるためというより，ケアを行うことが目的になってしまいます。多くの学生が入院体験や患者体験をしていないため，一般的な入院患者の気持ちを理解することが難しい場合がほとんどです。それは看護師にもいえることで，患者と日々かかわり，人生経験を積むなかで，患者に寄り添う看護技術を獲得しているのです。

　ときに患者は，苦痛を感じたり苦悩を抱えていても，それを看護師には訴えることができなかったり，我慢をしてしまうことがあります。なぜなら，患者は看護師が忙しそうにしている姿をみて，「迷惑をかけてはいけない」と遠慮をしたり，「自分だけがつらいわけではない」と自分を戒めたりしてしまうためです。そのため，いつもそばにいる学生に対して，本音を打ち明けてくれることがあります。このような場面は，学生にとっては大きな学習の機会です。患者の訴えに耳を傾けながら，患者の表情などの非言語コミュニケーションを観察することの大切さを伝えます。

　学生は，多角的に情報をとらえ，得られた情報を前後のつながりをふまえながら吟味する能力が十分ではありません。そのため，ときに患者の状況や思いとは異なる援助をしようとすることがあります。そのよう

なときには，患者の意思や希望をもう一度確認しましょう。患者の思い
と学生の考えにずれがないかを探り，必要であれば学生と話し合ったり
患者に確認したりしながら，互いの思いが一致するように調整をするこ
とが教員には求められます。そしてそれらの調整が，患者との信頼関係
の構築につながっていくのです。

❸ 患者との関係性を調整し，求められている看護を見いだす

　患者が学生に「1 人になりたい」と伝える場面は，実習でよくあること
でしょう。患者に治療の副作用による痛みや不快感などがあって休息を
とりたい，そっとしておいてほしいといった理由が少なくないのです
が，学生は患者の険しい表情から，患者に嫌われている，患者から拒否
されてしまったと思い込み，教員の前で落ち込んだり泣いたりすること
があります。多くの学生が，病気を抱えた人や年齢の離れた人とかかわ
る機会が少なく，患者の心理状況がくみとれないことがあります。この
ような場面で，教員は揺れる学生の気持ちを受け止め，患者の心理状況
を一緒に考えながら学生を支援する必要があります。

　学生は実習で患者とかかわることで，人とのかかわり方やコミュニ
ケーションの技法のみでなく，自分自身のものの見方や価値観，さらに
は専門職としての姿勢といったものも獲得していきます。患者がどのよ
うなことを看護師に期待しているのかを教員から伝えられるより，実際
に患者とかかわって，具体的なことを求められて実感できます。さらに
その期待に対して自分はどうしたらよいかを考え，やがてはどんな看護
職になりたいのかという役割への志向も生まれるでしょう。

　このように患者から影響を大きく受けるため，学生と患者とのマッチ
ングはとても大事になってきます。患者との初対面での挨拶に同席し，
ときには教員として患者とのかかわり方の手本をみせながら，学生が患
者との人間関係をうまく形成できるように支援することが必要です。

4 学生の思いを患者に伝える

　学生は，患者を理解することに没頭しますが，自分のことを話したり，自分の考えを述べたりすることが疎かになりがちです。自己表現が苦手という理由以外に，患者を傷つけてしまうのではないかという不安や，経験の少なさから自身の考えに自信がもてないなどの理由から，患者に学生の思いをうまく伝えられない場合があります。

　教員は，学生の思いを患者に伝えられるように支援しましょう。まず，学生が思っていることや患者とのかかわりから感じていることを引き出します。そして，学生の思考や感情を一緒に整理します。次に，思いを伝えることが患者のためになるかどうかを一緒に考え，学生の思いを後押ししたり，ほかの考え方などを提案したりするとよいでしょう。

5 さまざまな医療従事者との関係から学習する

　臨地実習での学習は，患者との関係だけにとどまらず，実習指導者やともに働く看護師とのかかわりからも生まれます。実習指導者からの指導や助言は，直接的に学生に響くでしょうが，それだけではなく，何気ない看護師の言動やその姿から学ぶことは多くあります。たとえば，高齢の患者の話がよく聞きとれず，何度も確認することに躊躇している学生では，看護師が話の内容を把握し，あたりまえのように患者本人に確認している場面に遭遇し，自らの行動を振り返ることがあるでしょう。意識のない患者に話しかけながらケアをする姿や，意思疎通の難しい精神疾患の患者とやりとりをする姿に心を揺さぶられ，強い記憶として残る学生は少なくないでしょう。これらはロールモデルとなって，学生の学習に大きく影響するでしょう。

　また，看護師が医師や薬剤師など他職種と連携している様子を観察することも，学生にとって貴重な学習になります。学校のなかでは，看護の場面しか想像できなかった学生も，実際の医療現場を目の当たりに

し，現在の医療がさまざまな専門職の手によって提供されていることを実感できるでしょう。さまざまな専門職の役割を理解し，どのように協働することができるのかについて考える機会になるでしょう。

　たとえば，退院支援に関する一連の場面は，他職種とのかかわりを学べる機会になります。医師とは，病状や退院の目途，退院時に想定される医療処置について情報を共有します。また，理学療法士や作業療法士とは，患者や家族が描くゴールを共有しながら，自宅で自立した生活を送るための工夫や支援方法を具体化し，病棟内における日常生活にも取り入れ，患者や家族指導につないでいきます。さらに，ソーシャルワーカーとは，家族背景や得られる医療サービスなども考慮しながら，より安心して退院後の生活を迎えられる準備を調整していきます。そして，これらさまざまな職種をつなぐ役割を担う看護師が，どのような点に配慮しながら，またどのようなタイミングで各職種に声をかけているのかについて学生は学ぶことができます。

❻ 地域における実習から学習する

　看護学生の実習先は病棟だけではありません。看護の対象者についての理解と看護の多様性，看護師に求められるさまざまなニーズを学べるのが，地域における実習です。看護の対象者は疾病をもつ方だけではないため，病院以外のさまざまな施設で実習を行います。保育所，特別支援学校，重症心身障害児施設，デイケア，地域生活支援センター，訪問看護ステーション，保健所，保健センターなどの幅広い施設において学生は学習することができます。

　地域における実習では，看護の対象者とは誰なのか，地域で活躍する看護師の活動を通して，個別性のある看護の実際をとらえ，看護の多様性と看護師に求められるニーズ，継続看護の重要性や多職種連携の実際についても学ぶことができます。

　地域における実習で学ぶことの大きな意義は，生活と健康を関連づけ

るという視点です。学生は地域住民から話を聞くだけでなく，住民と同じものを食べ，地域の自然や環境を肌で感じ，地域の行事へ参加するといった体験から，地域で生活するということを実感します。地域で生活してはじめて生活と健康を関連づける視点が養われ，看護師としての幅を広げることが可能になります。

たとえば，地域のあるお宅を訪問して一晩寝食をともにします。すると，日中は畑仕事を行い汗をたくさんかくことや，畑仕事の合間に漬物や甘いものを食べたり，家では味つけの濃いおかずを食べたりしていることに気づきます。夜には，越冬するための知恵や工夫を住民から聞くことができます。そのなかで学生は，なぜ味つけが濃くなるのかを考えることができます。その地域に高血圧の人が多いとわかれば，地域全体に働きかけることで改善につながると考えることができます。こういった視点は地域に根差した実習ならではの学びです。

地域での実習は，病院での実習よりも対象範囲が広いこと，実習施設ごとに事業内容が異なること，職員数や職種などの規模の違いが大きいことなどにより，実習施設によって体験できる内容が大きく異なってきます。また，実習指導者がすでに対象のニーズを見出した状態での実習となることが多く，**参加体験**⚑が主になってしまいがちです。しかし，期間・内容・場所などから実習の組み立て方を工夫することにより，学生が自分自身で看護のニーズを見出すという本物体験が可能となります。教員は地域の特性や実習施設を理解し，事前に打ち合わせを行うなど，効果的な体験学習ができるよう十分な準備が必要です。

⑦ 個人情報の取り扱いを徹底する

臨地実習では，演習での**ペーパーペイシェント**⚑とは異なり，生身の人間の情報を扱います。学生は患者とのかかわりのなかで，疾患名，既往歴，年齢，家族構成，職業，嗜好などの患者のさまざまな**個人情報**⚑を知ることになります。

学生の個人情報の取り扱いについては特に注意させなければなりません。実習中の学生であっても，患者とのコミュニケーションのなかで知りえた個人情報を守秘する義務があります。実習施設を出た後，不用意に患者の話をすることが個人情報の漏洩になりかねません。

　いったん，個人情報が洩れたら，患者との関係が一瞬にして壊れるだけでなく，実習受け入れ施設，所属する教育機関に大きな損害をもたらします。患者の実名は記載しないでアルファベットなどの記号を用いて実習記録を記したり，実習中は実習記録を受け入れ施設外への持ち出しを禁止したりするなどのルールを定める必要があるでしょう。また，実習前に指導をしたり誓約書を書かせたりしていたとしても，教員から折に触れて説明しておく必要もあります。守秘義務に関して不適切と思われる学生の言動に対しては，厳格に注意すべきでしょう。

　また，身近な問題としてとらえられるよう，たとえば，カルテの閲覧について次のような話を学生にしてみるという方法があります。「あなたの母親は，誰にも知られたくない持病を抱えています。ある日，あなたの母親は緊急入院することになりました。しかも，偶然にも実習先の病院でした。あなたは隠していた母親の病気について，ほかの学生に知られることとなります。しかも，その学生らは母親の病気のことをSNSや噂話で拡散していきます。あなたは，今どんな気持ちですか？」

　カルテの閲覧は，患者に看護というサービスを提供する目的があるからこそ許されます。なんらサービスも提供しないのにカルテを閲覧することは，その施設の看護師であっても倫理的に許されない行為なのです。電子カルテにおいては，すべての閲覧記録が残ります。もしも患者や家族がカルテ開示を求めた際に，閲覧権限がない人の名前があれば訴えられる可能性があります。このように学生が自分の問題としてとらえられるよう，身近な話題に置き換えて伝えるとよいでしょう。

3 1人でできることを目指す

■1 熟達者を見学する

　臨地実習においては最終的に学生が1人でできることを目指します。教員や実習指導者からの多くの支援を要する段階から，1人でできる段階に高めていくには，**認知的徒弟制**／のモデルが参考になるでしょう。

　認知的徒弟制のモデルでは，**モデリング**／，**コーチング**／，**スキャフォールディング**／，**フェーディング**／という4つの段階的な支援が提唱されています。臨地実習においても，熟達者である看護師や教員が学生に模範を示し，学生がそれを観察して学習するモデリングから始まる場合が多いでしょう。

　熟達者の言動を観察する際には，漠然とみているだけでは重要な点を見落とすかもしれません。そのため，事前に何に着目して観察したらよいのかを学生に説明し，気づいた点を記録するためにメモ帳を準備するよう伝えるなど，観察による学習の効果を高める工夫をしましょう。

　熟達者の言動を観察させるのは，ときとして逆効果になる場合があります。自分には到底できないと思い自信を失ってしまうことがあるからです。熟達者が手本をみせる際には，ゆっくりと丁寧な動作で行い，学生が自分でもできそうだと思えるようにしたり，「はじめは難しいと感じるかもしれませんが，何回か経験するとできるようになりますよ」と伝えたりするとよいでしょう。

■2 言葉で指導する

　体験学習においてモデリングは有効な方法ですが，学生が観察するだけでは不十分であり，適切に言葉で補足することが必要な場合があると指摘されています(森ほか 2011)。

　正しい動作を理解させるために言葉で手順や方法を伝えましょう。習

得すべき看護技術は何を目的としたものであり，どのような根拠に基づきどのような手順で進めるべきなのかを言葉で明確に伝えます。複雑な看護技術の場合は，1つひとつ根拠と手順を確認しながら説明する必要があります。このことは医療事故防止の観点からも非常に重要です。誤った方法で行ったり，自己判断で方法を変更したりすることは，患者の安全を脅かす危険があるからです。そのため，遵守すべき指針に基づいて，正確な手順で実施する必要性を学生に説明しましょう。

特に多くの学生がつまずきやすいポイントは，指導において丁寧に時間をかけて説明する必要があります。学生は実際に経験しないと何が難しいのかがわかりません。一見簡単そうにみえる看護技術でも，実際に行ってみると意外と難しくてつまずくポイントが多々あります。学生は円滑に看護技術を実施している看護師をみることで，何となく自分も簡単に実施できるような気持ちになってしまい，説明を真剣に聞かなくなってしまうことがあります。「一見簡単にみえますが，いくつかポイントがあります。特にここができない学生は多いので，やり方をよくみておいてください」と注意を喚起しましょう。

臨地実習においては，言葉による指導のタイミングも配慮する必要があります。患者や家族の前では，学生に対して指導することは最小限に抑え，患者対応の前後に時間を設けて指導しましょう。

3 支援のもとで実践する

学生に支援のもとで実践させるには，段階的に学習できる**スモールステップの原理**♪を念頭におくとよいでしょう。スモールステップの原理とは，学習の到達目標に至るまでの過程を細かく分け，1つひとつの積み重ねによって達成するという方法です。前段階と次段階の難易度を少しずつ上げていくようにすることで致命的な失敗を防ぎ，学生が興味を失わないようにする利点があります。基本的には，学生の学習状況に合わせて難易度の低い活動から徐々に難易度の高い活動を与えていきます。

難易度を徐々に高めるには大きく2つの方法があります。1つは，まとまった活動の一部を担わせることから始めて，順に担当する活動を増やしていく方法です。たとえば，寝衣交換の場合，①必要物品を準備し患者の準備(室温の調整，尿意の有無の確認など)を行う，②襟元を緩める，③看護師側の寝衣を脱がせ袖を通す，④患者を側臥位にして背部を着せる，⑤反対側の寝衣を脱がせ袖を通す，⑥寝衣を整えるという手順があります。その6つの手順の一部から担当させて，順に担当する活動を増やしていきます。

　もう1つは，簡単なものから複雑なものへと階層をつくる方法です。先の寝衣交換でいえば，①自身で寝衣交換が行える患者を一部介助する，あるいは見守る，②ベッド上で座位保持可能な患者の寝衣交換を行う，③ベッド上でヒップアップが可能な患者の寝衣交換を行う，④意識のない患者の寝衣交換を行うといった階層に分けることができます。このように簡単な活動から順に学生に担当させるという方法です。

　また，学生が望ましい技術を身につけるために，**プロンプト**↗を用いる方法があります(石田 2011)。プロンプトとは，適切な行動ができるように使用する外的な援助・補助手段を指します。自転車の練習用の補助輪や水泳練習用のビート板などがこれにあたります。看護技術を習得するために役立つプロンプトとしては，看護技術の手順をまとめたメモやチェックリストなどが挙げられるでしょう。また，教員や実習指導者の存在そのものも重要なプロンプトになります。教員や実習指導者が横にいることで，学生が間違ったとしても補助してくれるという安心感を与えることができます。ただし，プロンプトは一時的に活用するべきものであり，技術の習得にあわせて取り外していくことが求められます。

4 段階的に支援を減らしていく

　学生が看護技術を使えるようになってきたら，教員や実習指導者は学生が自立できるように少しずつ手を放していくことが必要です。これを

フェーディングといいます。

　この段階では，自転車の練習であれば補助輪をはずすように，プロンプトを取り除いていくことが必要です。臨床の現場では教員や実習指導者の役割も徐々に減らしていきます。教員からの**フィードバック**↗もあえて減らしていきます。むしろ，学生に「どの部分がうまくできたと思いますか」と尋ねることで**自己評価**↗を促していきましょう。

　学生によっては1人で実践することを過度に心配して，「まだ私は自信がありません。横について指導してください」と言う者もいるでしょう。しかし，過度に教員や実習指導者が関与すると学生がひとり立ちする時期を遅らせてしまう可能性もあります。心配な気持ちを抑えて学生の行動を見守らなければならない場面もあるでしょう。

4　現場の体験を振り返る

1 学生の感情を受け止める

　学生は臨地実習を通して，さまざまな感情を揺さぶられます。患者に感謝されてうれしかったという感情もあれば，自分が何もできなくてくやしかったという感情もあるでしょう。なかには泣き出してしまう学生もいるかもしれません。

　体験を振り返る際には，まずは学生の感情をしっかり受け止めることです。ギブスの**リフレクティブサイクル**↗において，学生が体験の評価や分析をする前に体験に伴う感覚を述べるように，個々の学生の感情面を把握することは重要です。感情を受け止めるには2つの意義があります。まず，人は感情的になった状態では，冷静に体験を振り返ることができないからです。学生の感情が高ぶっているときにはその感情を吐き出して落ち着かせる必要があります。また，くやしいという感情は，次からはこのような気持ちにならないためにどうするかを考えるきっかけにもなり，その後の学習意欲に影響を与えます。

学生の感情を受け止める際には，学生の話に注意深く耳を傾け，学生の感情やその感情をもつにいたった背景を理解するように心がけましょう。

❷ 学習効果を高める振り返りを支援する

　臨地実習での体験は長時間にわたることもあるため，やりっぱなしにならないように学生に体験の振り返りの機会を与えることが重要です。ひとまとまりの体験が終わってすぐに振り返りができない場合もあるので，学生にはノートなどに重要な情報は記録するように指示しておきましょう。

　振り返りでは，失敗体験ばかりに目がいきがちですが，なぜ成功したのかを考え，うまくいくための原理を意識づけて定着させることも重要です。つまり，「なぜうまくいったのか，うまくいかなかったのか」という観点で学生自身が自分の言葉で体験を分析して，次の体験に活かしていくことです。ギブスのリフレクティブサイクルを念頭において，以下のような振り返りができるよう支援します。

　　評価：実習での体験において，何がよかったのか，何がよくなかった
　　　　　のか。たとえば，患者にとって自分の援助のよかった点は何
　　　　　か，など。
　　分析：実習での体験が自分にとってどのような意味があったのか。た
　　　　　とえば，これまでの授業で学んだことを確認できた，など。
　　結論：自分はほかに何かできたか。たとえば，患者の様子が気になっ
　　　　　ていたので，痛みがあるかなど聞いてみることはできた，な
　　　　　ど。
　　行動計画：次の実習で同じ状況に遭遇したら，どのような行動をとる
　　　　　か。たとえば，患者に状況や思いを確認する，など。

学生がある程度振り返りに慣れてきたら，学生の振り返りの活動自体についても振り返る機会をとり，学生の振り返りの方法も向上させるように支援しましょう。

３ よかった点から伝える

　学生の振り返りに対して教員の意見も適切に伝えましょう。学生にフィードバックを与える際には注意すべき点があります(松尾　2011)。

　学生にさまざまな改善点を指摘したい気持ちはおさえて，まずは実習を終えたことへの承認の言葉をかけましょう。学生のすべての行動に問題があるという場合は少ないでしょう。まずは，学生なりに努力したこと自体を評価しましょう。努力が認められることで学生は安心して教員の意見を聞くことができるようになります。

　教員からのコメントは，よかった点から伝えましょう。よかった点を伝えてから改善点を伝えるという順序が，学生が改善点を受け入れようとすることにつながるからです。教員は学生のよかった点を観察しておくことが求められます。特に**個人内評価**♪の視点で，前回できなかったことができるようになった行為に着目して観察しておきましょう。

　よかった点から学生にフィードバックする方法として，４つの段階からなる**ペンドルトン・モデル**♪も参考になるでしょう。まず第一段階で，学生によかった点を自己評価させます。第二段階として，教員が学生のよかった点を伝えます。第三段階として，学生に現状の課題を自己評価させます。最終段階として，教員が学生の課題を伝え，今後の学習について学生と議論します。

４ カンファレンスで振り返る

　実習が，ただ目の前のことをこなしていく業務中心の内容になってしまうと，学生は疲弊します。それどころか，看護への興味を失うおそれ

もあります。そこで必要なのが，カンファレンスです。カンファレンス
は，情報交換の場であり，看護を語れる場でもあります。学生にとって
は自らの看護の方向性や方法が患者にあっているか否かを，他者のサ
ポートを得ながら振り返る場にもなります。また，経験豊富な看護師が
どのように患者をとらえているのか，熟達者の視点を通して学べること
も大きな醍醐味です。どのような情報が大切なのか，患者自身の目標や
背景にある患者の思い，そして家族の思いなどを共有したり，気づかせ
てくれたりする場でもあります。また，現象に看護理論を照らし合わせ
ることで看護の意味づけを行うことができると，看護への興味がいっそ
う強くなり，学生にとって有意義なカンファレンスになるでしょう。

　学生だけで考える時間も必要ですが，ときに熟達者から情報提供を行
い，事例を通して看護の役割や貴さ，面白さを伝える機会を与えるのも
よいでしょう。

　カンファレンスは，同席する教員や実習指導者にとって，学生がどの
ように患者をとらえているのかを把握できる機会となり，学生への個別
的な指導が可能となります。また，教員や実習指導者にとっては，ファ
シリテーション力を試される場でもあり，教育方針の軌道修正を図るこ
とを可能とする場でもあります。まずは学生が安心して自分の思いや考
えを語れる安全な場づくりを心がけ，学生のなかにある可能性を引き出
すかかわりをしましょう。決して，高すぎる水準を学生に求めないよう
に心がけましょう。

コラム　**カンファレンスでのファシリテーション**

　臨地実習では講義で説明したことを実際に学生が体験し，その意味
を考える時間として筆者はカンファレンスを活用するようにしていま
す。学生がその日の実習の体験から疑問に感じたことをテーマに設定
し，毎日の実習時間の最後にカンファレンスを開いています。学生に
進行を任せていますが，ときとして話が行き詰まったり，脱線したり

することがあり，時折言葉を引き出すような質問を筆者が投げかけます。

　以前は，学生の進行を尊重し，話し合いの最中には言葉を挟まないようにしていました。学生任せにしていると，十分に考えられない学生が多いグループでは一言ずつ話して終わってしまい，結論に至らないということもありました。また，体験を話した学生に，ほかの学生が質問ばかりしていてカンファレンスの趣旨がずれてしまうこともありました。

　具体的な表現が少ない場合には「〇〇さんはそのとき，どのように感じたのですか」など具体的に話すことができるような問いかけを意識して実施しています。また，「〇〇さんと同じようなことを△△さんもしていたように思いましたが，どうでしたか」など体験が共有できるような言葉かけをして，ほかの学生に自分の体験を話すように促しています。これにより，比較的話し合いが活発になり，結論に至るようになりました。また毎日カンファレンスを行うことで，学生がカンファレンスのもち方についても体験的に学習することができています。

　筆者の担当している精神看護学実習では，実習の開始時には「幻聴のある患者に対して講義では否定も肯定もしないと聞いたが，実際にどのようにしたらよいのか」「陰性症状があり，積極的に活動に参加しない患者をどのように誘ったらよいのか」などの具体的な援助方法で学生が戸惑った場面を取り上げ，それをテーマとすることが多くあります。実習が進んでいくと，「患者の社会復帰が困難な理由とは」「私たちは精神障害者をどのようにみていたのか」など，より広く深い内容に照準が当てられ，考えを深めることができるようになっています。

（森　千鶴）

5 実習記録を通して振り返る

　実習記録を書くことは目的ではなく手段です。患者がみえる記録を書けるようになるように指導をしましょう。患者がみえる記録とは，実習目標や行動計画，翌日のケアや検査が列挙されているだけではなく，学生のレベルでとらえた患者の状態から，どのような点が観察されたため，どのように評価を行い，どのような看護ケアにつないだのか，その

思考過程が紙面上に表現されていなければなりません。

　記録を書くためには情報が必要です。そのために看護教員は，意図的に学生が情報をとれるよう援助します。たとえば，ヴァージニア・ヘンダーソンの 14 の基本的ニードの分類を用いるとします。すると学生のなかには，14 の項目を埋めることが目的になったり，呼吸や循環などの項目以外は，患者から情報を得られなかったりすることがあります。情報を埋めることが目的になると，学生は患者の苦痛や思いをアセスメントすることが難しくなります。そのようなとき，教員は学生に対し，ヘンダーソンの 14 項目を一緒にみながら，「この患者さんの場合，この 14 項目のなかでも，特にどの情報が重要になると思いますか」「この患者さんの疾患は何でしたか」「どのような症状を訴えられていますか」「今，患者さんは何を望まれていますか」などと問いかけます。このような**発問**✐で，各項目を形式的に情報収集するのではなく，看護の視点をもって情報収集する意味を学生と共有します。すると学生は，この患者にとって必要な情報は何なのかを意識しながら意図的に情報収集することができるようになり，看護問題や患者の苦痛・思いをとらえやすくなります。

10章

体験を通して幅広い成長を促す

1 体験の場は授業に限らない

❶ 授業外にも体験の場がある

　学生が成長する体験の場は授業だけに限りません。リーダーシップやチームワークはどこで身につけたかと卒業生に尋ねると，アルバイトや部活動と答える人が少なくないでしょう。

　近年では，いわゆる単位が付与される授業の正課教育と，正課外活動との間に，準正課教育を位置づける機関もあります。準正課教育とは，その学習に対して単位は付与しなくとも，教職員が関与し教育機関として積極的に取り組んでほしいと推奨している活動で，海外留学やボランティア活動などが含まれます。また，新入生オリエンテーションの宿泊研修，自治会活動，オープンキャンパスでのボランティア体験，学園祭などの学内行事も学生の成長に影響を与える準正課教育といえるでしょう。

　したがって教員は，授業だけでなく学生の授業外の広い経験にも関心をもつようにしましょう。つまり，単位にかかわる授業だけを学生の学習経験ととらえるのではなく，学生のさまざまな経験全体を広く学習の場ととらえて，成長を支援するのです。

❷ 授業外の体験を学びにつなげる

　授業外での体験には，必ずしも振り返りや**フィードバック**の場が設けられているわけではありません。したがって，体験から学びを得るこ

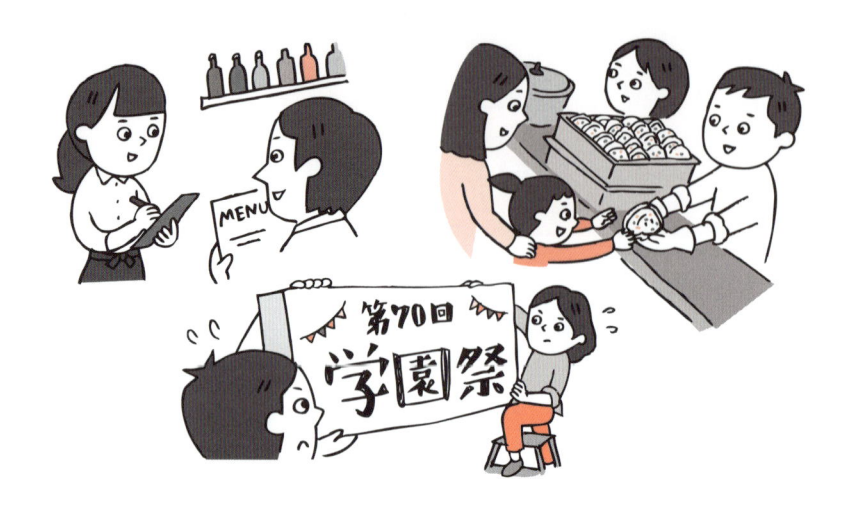

とが難しい場合もあります。このような場合，教員が学生の授業外の体験を学びにつなげる支援をするようにしましょう。

まず，日常的な対話のなかで，学生が学習や成長につながる体験をしているかを尋ねてみます。海外留学に行ったのであれば，言語や文化が異なる他者とのコミュニケーションの難しさや楽しさなどについて尋ねてみます。その後，「海外出身者の看護師など，多様な背景をもつ人とどうすればうまく協働できるか」といったテーマについて，自由に対話してみるとよいでしょう。海外留学に行った学生であれば，経済連携協定の締結に伴う外国人看護師の受け入れの話などに興味・関心をもつかもしれません。

また，オープンキャンパスに参加した学生であれば，「高校生が看護職に興味をもつために，看護学生としてできることは何か」といった問いかけをしたり，被災地におけるボランティア活動であれば，「被災者の心のケアや信頼関係の構築に向けて，どのようなことに注意すればよいか」といった問いかけができるかもしれません。

このような活動を行うにあたっては，学生と日頃からコミュニケー

ションをとることが求められます。そういった状況をつくることが難しければ，講義や演習の場において，学生から授業外の体験について聞く機会をつくり，その体験に基づいたテーマでディスカッションを行うこともできます。

3 複数の体験から学ぶ

　看護教育の**カリキュラム**♪において，学外で実習を行う期間は複数設けられているのが一般的です。基礎看護学実習など，下位年次に行われる臨地実習においては，教科書や学内の演習で学んだ知識や技能が，どのように通用するのかを体験することになります。その後，成人や小児など分野別の実習，地域や在宅といった病院や診療所の外での実習もあります。つまり，学生はさまざまな分野や環境で体験をしていきます。

　ここで注目しておくべきことは，多様な分野と環境がもたらす共通点や相違点です。たとえば，患者の洗髪はどのような分野でも行いうる処置です。その際にお湯が適温なのか，洗い残しがないかを確認する点は，どのような患者に対しても共通しています。ただし，小児と成人では声のかけ方や内容は異なるかもしれません。複数の同じような体験をすることにより，何が共通していて，何が違うのか，何を変えなければならないのか考えるようになります。教員から，複数の体験における共通点と相違点を学生に尋ねてみてもよいでしょう。

　また教員は，学生本人の体験だけでなく，他者の体験からも学ぶことを促すことができます。たとえば，自閉的な統合失調症の患者に挨拶したのに返してくれないといったことは，多くの学生が体験することでしょう。こういった体験であれば，実習を終えた学生を集めて対話の場を設けることも効果的です。一度しか体験していなくても，ほかの学生との対話を通して学生は多様な対応策を学ぶことができます。

2 体験学習でキャリア意識を高める

1 看護職のキャリアを知る機会をつくる

　私たちは，生涯を通じていくつもの役割を同時に担います。看護職としての仕事上の役割に加えて，家族や社会活動のなかでの役割などがあるでしょう。このような役割の組み合わせや連なりのことをキャリアといいます（Super 1980，渡辺 2007）。

　授業中に自身の看護職としての体験について卒業生から話を聞くことなど，キャリア意識を高めるさまざまな機会があります。それらの機会のなかでも，臨地実習は短期間で大人数の看護職と接することができるため，重要な位置づけにあるといえるでしょう。臨地実習では，副院長や看護部長といった看護管理職，専門看護師や認定看護師，保健師など，さまざまな立場にある看護職の様子をみることにより，職業上のキャリアを思い描くことができます。また，一般の看護師にも，フルタイム勤務の看護師とパートタイムの看護師がいます。平日以外の出勤や夜勤の有無も人により異なりますし，一度退職や休職をした後に復職する人もいます。結婚，出産，介護に伴う生活環境の変化に応じた多様な働き方があることにも気づくことができるでしょう。

　実習先となる病院や診療所には，同じ学校の卒業生が勤務しているかもしれません。可能であれば，教員からあらかじめ卒業生に連絡をとっておくなど，実習に行く学生が看護職の先輩にコンタクトをとりやすい環境をつくるとよいでしょう。キャリアに関連する話は，個人的な事情に立ち入ることもあるため，1人に絞らず複数の先輩からより多くのキャリアに関する話を聞くことが望まれます。

　少なくとも，学生自身の理想のキャリアや働き方を思い描く機会として体験学習の場をどのように活用できるかについても，教員は考えてみましょう。

2 ロールモデルをみつける

キャリア意識を高めるためには，自らのキャリアを具体的にイメージしなければなりません。最も典型的な方法の1つに，**ロールモデル**🎗を みつけることが挙げられます。ロールモデルとは，なりたい自分に近い模範となる存在を指します。体験学習では，さまざまな看護職と接しますが，そのなかにロールモデルとなる人物がいれば，看護職として働くうえでの目標設定や学習への意欲の向上を促すことができるでしょう。

学生自身が体験学習を通じてロールモデルをみつける可能性もありますが，該当する人物をみつけることができないかもしれません。そのような場合は，教員がロールモデルをみつける支援をします。たとえば，面談などを通じてロールモデルとなりうる人物を教員が選定し，学生とマッチングする機会を設ける方法があります。このほか，新人や中堅など，さまざまな世代の看護職と接する機会をつくったり，看護職を退職した人や医療機関以外で活躍する人を紹介したりする方法もあります。

なお，ロールモデルは1人に限る必要はありません。看護観についてはAさん，患者とのコミュニケーションのとり方についてはBさんといったように，複数のロールモデルがいてもよいのです。学生はロールモデルが全人格的なものであると思い込み，ロールモデルをみつけられないことがあります。そういった場合は，ロールモデルが全人格的なものではないことを伝えたうえで，体験学習の場で出会った看護職の人を何人か思い起こすよう伝えましょう。

3 自分自身を知る体験を準備する

体験学習では，座学で学んだ内容を，自分の手を動かしたり，他者とかかわったりしながら体験的に学びます。このとき，たとえば，ベッドメイキングや採血などの技術は苦手だけれど，他者の話を聞いてその趣旨を的確にまとめることは得意であるなど，自分の得手不得手を認識し

たり，自身の癖や傾向に気づくことがあります。また，急変対応への手順を十分覚えきれていない，患者のアセスメントで抜けてしまう項目があるなど自分の知識や技能の不足を認識したりします。このように，学生は体験を通して等身大の自分自身を知ることになります。

また，体験を通してさまざまな人と接することにより，自身の性格，価値観，判断基準が他者または組織のそれらとどのように異なるかに気づいたり，「自分とはどういう人間か」「自分らしさとはどういうことか」を考えたりすることから，**アイデンティティ**♪が形成されます。ひいては，看護職として，さらに人生を通してどのようなキャリアを目指していくかについて考える機会を得ることもできます。

学生が体験を通じて自分自身のことを知るために，どのような体験を計画し，支援をすればよいかを考えることが，教員には求められているといえます。

❹ キャリアアンカーについて考える

臨地実習においては，**リアリティショック**♪や**バーンアウト**♪を予期的に体験することがあります。

リアリティショックもバーンアウトも，看護職としてのキャリアを積んでいくうえでは多かれ少なかれ起こりうるものです。学生のうちにこういった体験をした場合は，看護職あるいは学習への意欲を低下させてしまうおそれがあるため，教員による適切なサポートが必要です。

サポート方法の1つとして，**キャリアアンカー**♪をみつける支援があります。キャリアアンカーとは，組織心理学者のエドガー・シャインが提唱した，個人が自らのキャリアを選択する際の拠り所となる最も大切な価値観のことをいいます。自分の本当にやりたいこと，得意なものや価値について考えることが重要であるといわれています。具体的には，**表10-1**のような8つに分類されます（シャイン 2003）。

キャリアアンカーは，看護職としてのキャリアに限らず，生涯にわ

表10-1　キャリアアンカーの分類

1. 特定の技術・専門能力	特定の能力や専門性を高めることを好む
2. 管理能力	何をどうするかを決めたり動機づけたりすることを通じて，他者をリードすることを好む
3. 自律と独立	組織に縛られず自由に1人で仕事することを好む
4. 保障と安定	不確実やリスクを伴うことを避け，通常通りに仕事することを好む
5. 起業家的創造性	自分自身で新たなものや考えをつくりだすことを好む
6. 奉仕・社会貢献	見返りを求めない人助けや社会問題の解決に向けた活動を好む
7. 純粋な挑戦	成長や競争を通じての成功に向けた活動を好む
8. ライフスタイルの調和	ワークライフバランスや仕事と生活を関連づけることを好む

シャイン（2003）より筆者作成

たって通用する価値観です。学生が将来的に看護職以外の道に進んだり，定年を迎えたりしたときにも役立つでしょう。

　体験を振り返る際には，自分のキャリアアンカーがどのようなものかを考えましょう。振り返りの際に，「臨地実習の職場の雰囲気は自分に合っていましたか」「臨地実習でうれしかった（または嫌だと思った）体験はどのようなものでしたか」「看護職としてどのようなキャリアを積んでいきたいと思いましたか」といった問いかけをしてみます。いずれも，学生本人の価値観を問うものです。問いかけを行った後には，なぜそのように思ったかを尋ねるようにします。最後に，**表10-1**のキャリアアンカーの8つの分類を提示し，学生本人にとってどれが大事だと考えるかを議論し，優先順位をつけてもらうとよいでしょう。

3 社会人としての資質を身につける

■ 学生は幅広い側面で成長する

　学生は体験を通して，専門分野の知識に限らず幅広い側面において成長します。たとえば，自分自身をよりよく理解すること，自分に対して自信をもつこと，友好的な対人関係を形成すること，自分のキャリア意識を明確にすることなどが挙げられます。チッカリングらによれば，そのような学生の成長を発達と呼び，**表 10-2** のような 7 つの領域に分類しています(Chickering and Reisser 1993)。

　学生に期待される専門能力とは，看護学生の場合，看護や医療に関する知識および技能などのことを指します。コミュニケーションやリーダーシップといった対人関係能力も含まれます。さらに，学生自身が能力を身につけているという自信をもてるようになることも期待されます。

　次に，感情の制御とは，喜怒哀楽を適切に表現できるようにするために，自分の感情がどのような状態かを認識し，受け入れることをいいます。感情を制御できないと，他者とうまくかかわることができないでしょう。その一方で感情を抑え続けたままでいれば，心身に悪影響を及ぼしかねません。自らの感情を知り，適度に表出できるようになることが，成長の証となります。

表 10-2　チッカリングの学生の発達モデル

1. 専門能力を獲得する
2. 感情を制御する
3. 自立性，相互依存性を発達させる
4. 大人としての対人関係を発達させる
5. アイデンティティを確立する
6. 目的意識を発達させる
7. 全体性を発達させる

Chickering and Reisser(1993)より筆者作成

3つめと4つめの領域は，いずれも対人関係の領域です。幼少期は，他者からの愛情や**承認**を強く求めがちです。周りの状況への対応を他者に依存する傾向もあります。ここでいう自立性とは，そういった状況を乗り越え，自己の欲求を自分で制御できたり，自らの力で課題解決に取り組めたりすることをいいます。相互依存性とは，双方が自立していることが前提にあります。そのうえで，状況に応じて他者と助け合い，受け入れ合えている状態のことを指します。さらに，他者と自分との違いを尊重し，長期にわたる良好な関係であれば，大人としての対人関係を築けているといえるでしょう。

　そうした他者とのかかわりを通じて，アイデンティティ，つまり自分らしさについて考えることができるといえます。ここでいうアイデンティティに含まれる要素は多様です。身体的特徴，ジェンダー，身の回りの社会や文化，社会のなかでの役割といったものがあります。未熟なうちは，これらの要素を受け入れることができず，心身が不安定になることもあるでしょう。他者から助言を受け入れ，自分自身とは何者かを考え，少しずつアイデンティティを確立させていきます。アイデンティティは，やりたいことが何かを探し，決めていく過程に大きな影響を与えます。さまざまな人や出来事にかかわり，アイデンティティが確立していくにつれ，職業や人生に関する目的意識が芽ばえてきます。

　最終的には，全体性の発達につなげます。自身の価値観と行動の統合や，他者の価値観との統合といった意味が，全体性という用語に含まれています。全体性が発達していれば，大事だと思っていることを常に行動に移せるでしょう。他者と自分の意見の双方を取り入れて合意形成を図ることもできるでしょう。そして，どんな仕事をし，どんなことを実現したいのか，どんな生き方をしたいのかといったことを考え，その目的に向かって自らの行動を決めていくようになります。

2 社会人として求められるスキルや態度を身につける

体験を通じて学習することのなかには，社会人として求められるスキルや態度が多くあります。たとえば，職場内と職場外での気持ちをどのように切り替えるのか，他者にものを頼むときにはどのようなタイミングでどのような言い方をすればよいのか，他者を尊重するとはどういうことか，といったことです。それらには言語化できない**暗黙知**↗が含まれており，誰かに教えてもらうだけでなく体験しながら獲得していく必要があります。

たとえば，他者との協働作業を通じて，どのような依頼の仕方をすれば人は動いてくれるのかに気づくでしょう。また，実習での失敗を引きずって，友人たちとの食事をまったく楽しめなければ，気持ちの切り替えが必要だと実感するでしょう。こういった教室の外での学びからも暗黙知を得ることができるのです。

普段の生活での態度が無意識に現れることを，特に臨地実習で気づくことが多いかもしれません。たとえば，学内の施設や設備の清掃や整理整頓を疎かにしていると，病棟で使ったものを元の場所に戻さない，記録物を無造作においてしまう，といったことにつながる可能性があります。また，授業外の活動で他者とのコミュニケーションをいい加減にしていると，病棟でほかの看護師への報告がうまくできないということもありえます。そのような体験を通じて，学生は自らの態度を見直すこともあるでしょう。

3 看護職としての市民性を育成する

教育基本法第2条で示されているように，教育機関は「主体的に社会の形成に参画し，その発展に寄与する態度」を育成することが求められています。この態度は市民性と呼ばれることがあります。

看護職における市民性とは，他者の健康の維持増進であったり，苦痛

の緩和であったり，**クオリティ・オブ・ライフ**⌐の向上であるなど，看護職としての役割や責務と重なるものです。そのような市民性は看護師免許を取得すれば獲得されるわけではありません。学生のうちから，看護の専門性をもった市民として育成されなければなりません。つまり，看護職を養成する機関において教員が学生に看護職としての市民性を育むような働きかけをすることが必要になるのです。

たとえば，休日の外出先で急病人が発生した場合に何ができるかといった問いかけをしてみてもよいでしょう。救命や症状の悪化防止などの応急処置，適切な処置を行える医療従事者への橋渡しなど，病院や診療所でなくても看護職としてできることは多くあります。たとえ学生であっても，体験学習で学んだことを踏まえて，ある程度の対応は考えることができるはずです。体験学習の振り返りを行う際には，このような市民性について考える機会を設けるとよいでしょう。

また，病院以外の場で，看護職としての市民性を意識できるコミュニティを紹介することも教員の役割です。地域や海外でのボランティア活動や，学園祭といった課外活動はその代表例といえるでしょう。たとえば，地域のボランティア活動においては，看護職として接することの多い子どもや高齢者とかかわる機会になるでしょう。

4 学び方を学ぶ機会を与える

❶ 学び方を学ぶ意味を理解する

予測困難な時代といわれる現代においては，社会の変化に応じて学習し続けることが求められます。そのためには，学び方自体を学ぶことが重要です。いったん学び方を身につければ，新しい知識や技能を効果的に身につけられるでしょう。

学生が学び方を学ぶということは，教員にとっても魅力的なことです。学生のその後のキャリアにおいての広い学習に大きく影響を与える

ことができるからです。ただし，学び方の習得にはいくつかの意味があるため，整理して理解しておくとよいでしょう。

　学び方の習得には，①望ましい学習の技能や態度を身につける，②知識の生成方法を習得する，③自律的な学習者を育てる，といった3つの異なる意味があると指摘されています（フィンク 2011）。

　望ましい学習の技能や態度とはたとえば，話を聞くときにメモをとったり，時間を管理したりすることが含まれます。演習や実習でのカンファレンスは，学習目標のうえでは個別の症例や患者対応の方法を学ぶ場と位置づけられるだけでなく，学生がディスカッションの方法を身につける場としてもとらえることができます。このときにほかの学生の発言についてメモをとったり，処置の内容を明確に説明したりすることも，学習の技能や態度の習得につながるでしょう。

❷ 知識の生成方法を習得する

　問いを与えられることが多い座学の授業時に比べて，体験学習では学生が問いそのものを立てる機会が多くあります。体験学習では，日常的に問いを立て，周囲の話を聞いたり自身の意見を述べたりすることによって，一定の結論を出す活動を繰り返しています。体験学習は，探究学習を日常的に行える場ともいえるでしょう。

　探究学習を通して学生は，あるテーマに対する専門知識だけでなく，研究のプロセスも学習しています。研究のプロセスを体験することによって，知識に対する受動的な消費者という立場から能動的な生産者という立場になるのです。

　体験学習を通して，学生はさまざまな「なぜだろう」という疑問をもちます。そのような疑問に対して教員は，期末レポートや卒業研究などのテーマにつなげられないかを考えてみましょう。素朴な疑問から新しい知識を生み出す体験は，将来的には安全・安楽につながるケア方法の開発，物品や器具の改善につながるかもしれません。

このほかにも，学生が知識の生成を体験できる場はあります。たとえば，教員や看護師の研究への参加です。学生の疑問を裏づける理論や先行研究を文献で調べるなど，さまざまな参加の余地があるでしょう。研究への参加が難しいようであれば，関連の学会に参加し，口演発表を聞いたり，示説発表をみたりする機会を設ける方法もあります。その際，発表者への質問や学会参加報告を課題にしておくとよいでしょう。単に参加するだけよりも，新たな疑問やその解決につながるヒントを得られやすくなるためです。

３ 自律的な学習者を育てる

医療技術の進歩や変化に看護師として対応し続けるためには，自分で学習する姿勢を身につける必要があります。指示されたので事前課題をやる，テストがあるから勉強するといった受け身の学習から，自分に不足しているから学習する，疑問に思ったので調べるという能動的な学習へ転換することが求められます。「教えてもらっていないのでできません」「知りません」という態度を続けていては，成長の機会を逃すどころか，職場で生じるさまざまな変化に対応できなくなるでしょう。

フィンクが指摘しているように，学び方を学ぶという言葉には，自律的な学習者になるという意味もあります(フィンク 2011)。自律的な学習者になるとは，自分自身の学習計画を設計，実施，評価していくことです。体験学習の場では，座学のように板書や資料といった明確な学習課題が提示されることは少ないでしょう。体験学習は，自律的に学習できるかどうかを試される機会でもあるのです。

自律的な学習者を育てるには，教員が先回りして何もかも準備する形では実現できません。自分にとって必要な学習はどのような内容なのか，それをどのように学習するのか，その学習はうまくいっているのかについて，自分で考える習慣を学生がもつ必要があります。

その際に重要な概念が**メタ認知**♪です。メタ認知とは，自分の思考や

行動を認識する際に客観的にとらえることです。自分の思考，記憶，情動，知覚などを俯瞰し調整することで，自分にとって効果的な学習を自分自身で検討することができます。

　学生のメタ認知能力を高める方法の 1 つに，振り返りがあります。たとえば，ディスカッションや発表を行ったときに，後で自分の説明の仕方や話し方が適切であったかを振り返ります。その際，他者からの意見や反応についてもあわせて振り返ると，自分の行動や態度を，より客観的に振り返ることができます。

　そのほか，感情的になりやすい学生に対しては，そのときの自分と今の自分を分離して振り返る方法も効果的です。「あのときの自分はどんな気持ちだったか」「もし今，あのときの自分に声をかけるとしたら，どんなアドバイスをしてあげたいか」など，今の自分と切り離した問いかけをすることで気持ちを落ち着かせ，より冷静に自分自身をとらえやすくなります。メタ認知の能力を高めるためには，客観的に振り返る機会を積むことが有効です。そのために教員は，学生の状況に応じたかかわり方を心得ておくようにしましょう。

1　シミュレーションガイドの例

抗菌薬輸液による副作用の出現を想定した患者の観察と初期対応

目的

　抗菌薬の点滴投与時における副作用を意識した安全な投与方法を習得する。

学習目標

　①アレルギー症状が出現するかもしれないと想定した観察ができる。
　②アレルギー症状を発見し，全身の観察およびバイタルサインを確認できる。
　③アレルゲンを想定し，原因となるものから患者を遠ざけることができる。

学生に期待する行動

　①問診，視診を行う（異変はないか視診を行いながら，患者に言葉をかけ，副作用の有無を尋ねる）。
　②異変に気づき，点滴を止める。
　③全身状態の観察を行う（呼吸状態，顔色全身の皮膚の色，発疹の有無と程度，四肢末端の色や温度，湿潤の有無など）。
　④バイタルサインの測定を行う。
　⑤その場を離れずナースコールを押して先輩看護師に報告する。

事前学習課題

　1）①アナフィラキシーの原因，②アナフィラキシー症状の知識
　2）輸液セットの仕組みと取り扱い
　3）バイタルサインの測定技術
　4）問診の技術
　5）全身状態の観察方法

評価

　・学生の自己評価，学生間の相互評価，教員による評価を組み合わせる
　・デブリーフィングにおける知識・技術の確認と反応

患者設定と背景

　・80歳女性/鈴木花子/独居/ADL自立/認知機能に問題はない

- 既往歴・入院歴なし
- 1 週間前より風邪ぎみで，近医を受診し解熱剤と咳止め・去痰剤を服用していた。
- 発熱が続き，食事が摂れなくなったため当院を受診し，胸部 X 線検査の結果，肺炎と診断され入院となる。
- 入院時のバイタルサイン：体温 38.0℃，呼吸 20 回/分，血圧 130/70 mmHg，脈拍 80 回/分（リズム不整なし）
- 主訴：咳嗽と発熱による倦怠感，食欲不振
- 入院 1 日目，肺炎の治療のため抗菌薬の点滴が開始となる。

ミッション
- あなたは新人看護師の○○さんです。
- 13：00 抗菌薬の輸液を鈴木さんに実施しました。
- 輸液開始前のバイタルサインの値は，入院時と大きく変わりありません。
- 開始直後の初回の観察を行ってみましょう。
- また観察した内容を報告してみましょう。なお，必要だと思われる患者対応があれば実施してください。

ブリーフィング内容
- 準備されている物品は使用してよい。
- バイタルサインの実測はしない。観察項目を「血圧を測ります」などと学生が述べると教員が値を示す。
- ナースコールの位置を説明する（ナースコールが実習室などに設置されていない場合）。
- 観察の途中であっても，シミュレーション開始 5 分間で終了し，振り返りを実施する。

デブリーフィングガイド
- **Q.** 患者さんを観察したときのあなたが感じた第一印象を教えてください。
- **A.** 皮膚が赤くなり瘙痒感を訴えている。頻呼吸，息苦しさを訴えている。

- **Q.** その後，あなたはどのような対応や観察を行いましたか？
- **A.** アナフィラキシーショックを疑い，まずは点滴を止めてナースコールにて応援要請を行ったうえで，呼吸状態，顔色全身の皮膚の色，発疹の有無と程度，四肢末端の色や温度，湿潤の有無などの観察，およびバイタルサインの測定を行った。

- **Q.** そのように観察したあなたの考えを教えてください。
- **A.** 抗菌薬の投与直後に皮膚の紅潮や瘙痒感，頻呼吸や息苦しさがみられたため，アナフィラキシーショックを疑ったから。
  注）「呼吸の状態はどうでしたか」「皮膚の状態を観察しなかったのはなぜですか」などとこちらから述べたり，答えを誘導したりしない。

次回のシミュレーションに向けて学習者にかける言葉

　○○や△△（具体的に）の点に気づけましたね。次回，あなたの気づきを活かせる観察にするために，課題を挙げてみましょう。

注）フィードバックは 9 章のペンドルトンモデル（p. 135）を参考にする。

準備物品

・ベッド，病衣，生理食塩水 100 mL（抗菌薬の点滴用），輸液ルート，聴診器，血圧計，体温計，SpO_2 モニター，ワゴン，ナースコール

模擬患者の演技

・胸部や点滴ルートの刺入部のあたりを掻きながら瘙痒感を訴える。息苦しさを訴え，話し方は一言ずつ，ときどき咳嗽を行う。

提示する値

・体温 38.0℃，呼吸 24 回/分，血圧 130/70 mmHg，脈拍 120 回/分（リズム不整なし）

役割分担

・模擬患者役：A さん
・看護師役：看護学生

2 ロールプレイのシナリオの例

基礎看護技術演習　第○回/全15回
入院患者と看護師のコミュニケーション（ロールプレイ）

教員用実施要項

1. 本演習のねらい

　この授業ではコミュニケーション技術や日常生活援助技術などの基礎的な看護技術の習得を目標としており，これまでに清潔や食事，排泄の学内実習を終えている。今回の演習では，患者役とのコミュニケーションを通して，看護師役が患者に必要な援助を判断し提案するところまでをロールプレイの場面として実演する。看護師役，患者役を実際に行うことによって，患者–看護師関係の構築やケア実践のための情報収集につながるコミュニケーションについて，双方の立場から考える。

学習目標
1) ロールプレイを通して，患者に生活援助を実施する際のコミュニケーションについて考えることができる
2) ロールプレイ後のディスカッションを通じて，望ましいコミュニケーションのあり方や方法を考えることができる

- 看護師役の学習目標
  (1) 患者とのコミュニケーションから，患者の心身の状態を把握するための情報を得ることができる。
  (2) 患者の状態をアセスメントし，患者に必要な生活援助や具体的な援助方法を考えることができる。
  (3) 患者の状態にあわせた援助方法を提案することができる。

- 患者役の学習目標
  (1) 心身の苦痛や不安をもつ患者の心理を説明することができる。
  (2) 他者の援助を受けなければならない患者の心理を説明することができる。
  (3) 患者役を演じることで，疾病や障害により不自由な状況にある患者に共感する姿勢を示すことができる。

2. 実施方法
1) 対象
　1年生30名

2）事前準備

　学生を看護師役・患者役2人1組のグループに分け，1グループが1ベッドを使用できるように配置する。グループと使用ベッドは事前に学生に知らせておく。

　各グループのロールプレイがお互いの邪魔にならないように，ベッド間隔を十分にあけてカーテンやパーテーションなどで仕切る。

3）実施

❶オリエンテーション（10分間）

　科目担当教員から学生全体に，本日のロールプレイの進め方について説明する。

❷ロールプレイ実施（20分間）

• 役割の決定

　学生同士でどちらがどの役割を実施するか決定させる。

• 役割情報の確認

　それぞれに渡されたロールプレイ情報シートを3分間熟読し，確認させる。必要であればロールプレイ中に情報シートをみてもよいが，相手役の学生にはその情報シートがみえないように注意させる。

❸振り返り（20分間）

　ロールプレイを演じて気づいたことこと，相手役の言動や態度から受けた印象などをお互いに発表させる。

　患者役情報シート，看護師役情報シートを交換し，お互いに内容を確認させる。再度，意見交換を行うように促す。

❹まとめ（10分間）

　看護師役を体験した学生，患者役を体験した学生を数名ずつ指名し，このロールプレイを通して学んだことを発表してもらう。教員は発表内容を要約し，グループ内での学びをクラス全体で共有できるようにコメントを述べる。

4）実施後の課題

　ロールプレイの実施によって学んだことをA4用紙2枚程度にまとめ，レポートとして提出する。

（※このシナリオは看護師役にはみせないでください）

● **患者設定と背景**

　あなたは，24歳の社会人です。両親と姉の4人暮らしです。大学卒業後に○○銀行○○支店に就職し，窓口業務の担当となり，今年は2年目です。今は仕事が楽しく，やりがいを感じています。

　年末に大学時代の友人数名に誘われ，スノーボードと温泉のために他県に2泊の旅行をすることになりました。初日のスノーボード中に転倒して動けなくなり，救急車でスキー場近くの総合病院に運ばれ急遽入院となりました。外来で診察や処置がされましたが，右腕や両足の激痛と，これからどうなるのだろうという不安でいっぱいになり，入院当日のことはよく覚えていません。

　入院の次の日に，県外の実家から母親が病院に到着しました。整形外科の医師が病室にやってきて，母親とあなたに肩や足のレントゲン写真をみせながら「右肩は布で固定が必要，右足首が変なふうに折れているため手術する。左足はギプスで固定する。治るまで1か月ぐらいかかる」というような説明をしました。また，今日のうちにいろいろな検査をして，問題なければ明日手術することになりました。

　職場には自分で電話をして，1か月ぐらいお休みしなければならないことを伝えました。上司は「心配ないのでゆっくり治療に専念してください」と言ってくれましたが，あなたは，自分のプライベートの出来事で怪我をし，職場に迷惑をかけてしまったことをとても情けなく感じています。

● **場面設定：入院5日目（手術後2日目）**

　入院3日目に右足の手術が行われました。手術直後は点滴や心電図，酸素チューブや尿の管などがついていて，まるで重症患者のようでしたが，昨日のうちに管は全部外されたので楽になりました。しばらくは朝と夕方に点滴があると聞いています。

　手術が終わってからも足の腫れと痛みが強く，坐薬を何度か使っています。右足は指先から膝のあたりまで腫れていて，足首は全体的に紫色になっています。左足はギプスで固定されていますが，ギプスからみえている足の甲や指も腫れています。腫れて変色した両足をみるだけで，憂うつな気分になります。右肩はそれほど痛くはありませんが，バンドで固定されているために自由に動かせません。両足を床についてはいけないと言われているため，立ち上がることもできません。同じ姿勢でベッドの上で寝ていると，お尻や背中が痛くなってきます。母親はいったん自宅に帰り，今は個室で1人なので心細く感じています。話し相手もなく，とても退屈です。

　手術の傷がよくなるまではお風呂は入れないらしく，体も髪の毛もベタベタして気持ち悪く感じています。昨日は午前中に母親に体を拭いてもらいました。母親が帰った後に，頭がかゆくて何度もかいていたせいか，看護師さんが髪の毛を洗ってくれました。しかし，準備してきますと言ってからずいぶん待たされたり，

シャンプー台のある部屋まで移動するときに壁に右足の先がぶつかって，涙が出るほど痛い思いをしたりしました。シャンプーが終わった後は，着ていたトレーナーの襟がびしょびしょになり，病室に戻ってから着替えをしなくてはなりませんでした。

そんなことがあったせいか，手術した右足だけでなく肩や背中などあちこちが痛くなってしまいました。痛み止めの坐薬をお願いしたら，まだ時間が経ってないからダメと言われました。夕方になってようやく坐薬をもらうことができましたが，その後も痛みが治まらずあまり眠れませんでした。夜も何度も目が覚めて汗をかいてしまいました。

約5日ぶりに髪の毛を洗ってもらえたのはうれしかったし，確かにさっぱりしたけれど，そのせいで体全体の痛みがひどくなったような気がします。このまま痛みがよくならなかったり，治るのが遅くなったりするのではないかと心配になってきました。とにかく早く仕事に戻りたいので，少しぐらい体がベタベタしても我慢して，あまり体を動かさないようにしたいと考えています。母が明後日また来てくれるらしいので，そのときに体を拭いてもらうことにしようと思っています。

ここからロールプレイです。

- あなたが病室で休んでいると，本日の担当看護師さんがやってきました。
　看護師さんは，「体を拭きませんか」「体を動かしたほうがいいですよ」と言います。痛くなるのはもうこりごりなので，あなたは
　「今日はいいです」「体も自分で動かせるんで，大丈夫です」
　と言って断ります。

- あなたが断った後も，看護師さんはいろいろなことを勧めてきます。あなたはどのように答えますか。

看護師用シナリオ

（※このシナリオは患者役にはみせないでください）

- **看護師の設定と背景**

　あなたは整形外科病棟の看護師です。看護大学を卒業してからこの病棟に配属になり，9か月ほど経ちました。最近では受け持ち患者のケアを1人で任されることが増えてきました。高齢で合併症のある患者や，病態が難しい患者のケアはまだ自信がありませんが，若い患者や自立度の高い患者であれば，自分1人で十分に対応ができると考えています。

　日勤では1日に複数の患者のケアをしなければならないので，患者たちの状態をよく考えながら，ケアや処置内容，優先度などを考えて，その日に行うべきことを決めています。1人でできることは朝のうちに行い，ほかのスタッフの動きをみて，1人ではできないことや複数の看護師でやらなければならないようなことをするようにしています。

- **本日担当する患者の情報**

　今日の受け持ち患者は5人です。そのうち，一番若くて病態が安定しているAさんから，朝の挨拶をしていくことに決めました。

　あなたは，電子カルテから以下のようなAさんの情報を得ました。

〈データベースより〉
- ・24歳の銀行員。
- ・家族構成：両親，姉。自宅は○県（車で3時間ほど離れている）。
- ・スノーボードで転倒，右肩脱臼（スリング固定中），左腓骨骨折でギプス固定中。
- ・○月○日，右足関節果部骨折にて内固定術施行。術後の創部腫脹，疼痛が強く，1日3回ロキソニン錠を内服中。主治医より，痛みが強いときにはボルタレン坐薬使用可の指示あり（ただし，8時間以上間隔をあけること）。
- ・左前腕に静脈留置カテーテルが留置，ヘパリンロック中。10時，16時に抗菌薬の点滴あり。
- ・右足は術後のため，左足はギプス固定中のため免荷※。
- ・創部の抜糸が終わるまで入浴禁止（創部が汚染されなければシャワー浴は可）。

〈昨日の経過記録より〉
- ・午前中はAさんの母親がベッドサイドにいて体を拭いていた。
- ・髪の毛のべたつきや瘙痒感があり，洗髪室に移動して洗髪を実施した。入院後初めて髪を洗ったとのことで「さっぱりした」との発言あり。
- ・1日3回ロキソニンを服用しているが，体動で痛みが増強。昨日は夕方18時

にボルタレン坐薬を使用。
・消灯後は痛みの訴えはなく，夜間訪室したときは眠っていた。

※免荷：体重がかからないようにすること

　先輩看護師からは次のようなアドバイスを受けています。
　『Aさんは痛みのせいかベッド上から動きたがらないように感じられる。20代と年齢が若いため経過は順調だろうと安心していると，離床が遅れてしまうことになる。入浴できず不快感もあると思うので，清潔ケアを積極的にすすめ，同時に体を動かす機会を増やしてはどうか。まもなくリハビリも開始となるが，リハビリ開始後は痛みが強くなる患者が多い。痛みのコントロールも考えてケアを行っていかないと，リハビリに対する意欲が低下してしまうかもしれない』

　あなたは，先輩のアドバイスを活かして，Aさんの痛みがひどくならないように，なおかつ，身体の清潔が保たれ，Aさんが気持ちよく生活できるような援助をしたいと考えました。

ここからロールプレイです。

▪ あなたはAさんの病室へ行き，次のように挨拶し，声かけをします。
「本日のAさんの担当看護師の○○です。本日はよろしくお願いいたします」
「今は痛みが治まっているようですね。10時から点滴もありますので，その前に体を拭きませんか」
「体を起こして拭くと，少し運動にもなります。体を動かしたほうがいいですよ」

▪ あなたの声かけに対するAさんの反応を踏まえて，会話を進めてください。あなたはどのようにAさんに話しかけますか。

3 実習指導要項(一部)の例

小児看護学実習

Ⅰ　実習目的

　子どもと家族を中心とする看護を基本理念として，子どもと家族をとりまく社会や状況を理解し，子どもの最善の利益を守る看護を提供する。子どもと家族の発達段階と健康問題を理解するとともに，子どもと家族がもっている最大限の力を引き出し，直面する危機に対処できるよう子どもと家族に寄り添いながら看護援助を行う。また，実習で出会う子どもと家族，医療・保育にかかわる人々との交流を通じて，自己の子どもと家族へのかかわりを振り返り，看護者としての資質の向上を目指す。

Ⅱ　実習目標

1. 子どもの成長・発達を理解し援助を行う基礎的能力を習得することができる。
2. 子どもの日常生活について理解し援助を行う基礎的能力を習得することができる。
3. 健康障害をもつ子どもの看護を計画・実践する基礎的能力を習得することができる。
4. 健康障害をもつ子どもの家族の看護上の問題を理解し，援助する基礎的能力を習得することができる。
5. 子どもの健康と社会の関係について自分の言葉で説明することができる。

（下位目標は省略）

Ⅲ　実習方法

1. 実習期間
   ○年△月◆日（月）〜○年△月◆日（金）
   上記期間中に，全学生を6グループに分けて展開する。
2. 実習場所
   1）A大学医学部附属病院　　　　小児科病棟　　　　TEL 000–0000
   　　　　　　　　　　　　　　　NICU/GCU　　　　TEL 000–0000
   　　　　　　　　　　　　　　　PHCU　　　　　　TEL 000–0000
   2）保育所　B市立C保育所　　　B市D町XXXX　　TEL 000–0000
   　　　　　　B市立E保育園　　　B市F町XXXX　　TEL 000–0000
3. 実習展開
   〈2週間のスケジュール〉
   　病棟：4〜5日間　　保育所：1日間
   　オリエンテーション：1日　学内日（面接・まとめ）：2日　学内報告会：1日
   　＊グループ編成・配置などの具体的スケジュールは実習前に提示する。
   　＊指導教員・各実習場所の指導担当者については，実習オリエンテーション

で提示する。

〈病棟〉　学生の配置は，小児科病棟 5〜6 名，NICU/GCU 2 名，PHCU 2 名とするが，受け持ち患児の状況に応じて適宜調整する。

実習時間：病棟実習は 8 時〜15 時まで，学内（セミナー室）は 15 時〜16 時 30 分とする。

内容：病棟オリエンテーション，受け持ち患者紹介

受け持ち患児を 1 名担当して，看護過程を展開する。

学内演習や学内での記録整理を適宜計画する。

学内カンファレンス，病棟での振り返りの会を行う。

〈保育所〉　保育所は 2 施設を使用し，1 施設に 4〜5 名を配置する。

実習時間：8 時 30 分〜17 時 00 分

内容：保育所オリエンテーションの後，受け持ちクラスを担当し，子どもの日常生活の援助と保育活動に参加する。実習終了後，振り返りの会を保育所で行う。

指導体制：指導は主として実習保育所の保育士が担当し，教員が連絡調整を行う。

＊患児の病状や変化に応じて，病棟内に限定せず実習時間・場所を有効に拡大し展開する。

＊小児看護技術は，学内演習・復習を積極的に行い，病棟での実習に活かす。

Ⅳ　評価

1. 評価方法

実習評価票に基づき学生自身が自己評価を行う。最終評価は，実習内容，実習態度（出席状況を含む），実習記録の内容，実習報告会資料をもとに，小児看護学実習全体の目標の達成度を評価する。

2. 評価基準および評価内容

A＋(秀)：90 点以上		援助なしでできる
A－(優)：80 点以上 90 点未満		少しの援助でできる
B(良)：70 点以上 80 点未満		かなりの援助があればできる
C(可)：60 点以上 70 点未満		かなり多くの援助があればできる
D(不可)：60 点未満		援助があってもできない

単位認定には小児看護学実習を通して 3 分の 2 以上の出席を必要とする。ただし，保育所および病棟実習が短期間であるため，欠席日数によっては，補習を指示する場合がある。評価内容は，小児看護学臨地実習評価票を参照。

小児看護学実習評価票

実習場所：	実習G：	番号：	氏名：		担当教員名：	

場所	評価項目	自己評価		教員評価	
		A–D	点数	A–D	点数
病棟	1)疾患をもった受け持ち患児と家族についてアセスメントできる ①疾患の理解，症状や治療の特徴について説明ができる。				
	②健康障害をもつ子どもの成長・発達について評価ができる。				
	③健康障害をもつ子どもの家族機能の変化と家族の病気の体験を理解する。				
	④健康障害をもつ子どもの学校生活・社会生活への影響について理解できる。				
	2)関連図を用いて全体像をとらえ，子どもと家族に起こっている看護問題を抽出できる。				
	3)アセスメントに基づいた症状や状態の観察が行える。				
	4)子どもの発達段階に即した看護計画を立案できる。				
	5)子どもや家族と良好な人間関係を築き，家族の話を傾聴し，受容的・共感的にかかわる。				
	6)子どもと家族に必要な日常生活の援助，成長発達をサポートする援助，ストレス緩和への援助を実践できる。				
	7)子どもの安全を守る看護方法を実践できる。				
	8)治療・検査・処置を受ける子どもと家族にプレパレーションを実践できる。				
	9)子どもの治療・看護について医療スタッフと情報を共有し意見交換できる。				
	10)子どもを主体ととらえ，子どもの権利を尊重した看護を実践できる。		(60)		(60)
保育所	1)健康な子どもの成長発達の特徴が記述できる。				
	2)基本的生活習慣の自立について，成長発達に応じた保育の特徴が記述できる。				
	3)集団での子どもの生活と遊びの意義が説明でき，遊びに参加できる。				
	4)子どもの健康を守る安全管理についての実際を学ぶことができる。				

（つづく）

場所	評価項目	自己評価 A–D	自己評価 点数	教員評価 A–D	教員評価 点数
保育所	5) 保育士との積極的交流で，子どもを取り囲む人的環境の意義について意見交換ができる。		(10)		(10)
記録	1) 記録物を指定期日に提出できる。				
	2) 自己の看護実践を振り返り，看護実践内容が具体的で正確に記述されている。				
	3) 事前学習・事後学習を活かして，科学的根拠に基づくアセスメントや考察ができる。				
	4) 患児の全体像をとらえたアセスメント・関連図・看護診断・看護計画が記述できる。				
	5) 患児・家族とのかかわりを振り返り，自分の言動について省察できる。		(20)		(20)
態度	1) グループダイナミックスを活かしグループ活動ができる。				
	2) カンファレンスや発表会などで自分の考えや意見を述べることができる。				
	3) 子どもの状態や安全について適切に報告できる。				
	4) 健康管理が行え，遅刻・早退・欠席がない。				
	出席状況 遅刻回数　回　　早退回数　回　　欠席日数　日		(10)		(10)

学生記述評価	教員記述評価	自己評価	教員評価
		(100)	(100)
		総合評価	
			㊞

1. 各実習場所の配点，評価基準は以下のとおりです。
   小児科病棟 60 点，保育所 10 点，記録 20 点，態度 10 点，計 100 点で配点
2. 各評価項目については A〜D で記述し，各実習場所での評価点を記入してください。
   A＋（秀）：90 点以上　　　　　　　援助なしでできる
   A−（優）：80 点以上 90 点未満　　少しの援助でできる
   B（良）：70 点以上 80 点未満　　かなりの援助があればできる
   C（可）：60 点以上 70 点未満　　かなり多くの援助があればできる
   D（不可）：60 点未満　　　　　　援助があってもできない

実習時の留意事項

1. 個人情報の保護について
 1) 患者のプライバシーに関する事項は，実習場以外でも秘密を守る。
 2) カルテ閲覧に関しては，カルテの実習施設における管理方法を遵守して取り扱う。閲覧したデータも取り扱いに十分に留意する。電子カルテを閲覧する際にも，IDおよびパスワードの管理を厳重に行う。
 3) 実習に関する記録物（メモを含む）に関して，記入の際には匿名性を守り，紛失しないように取り扱いに注意する。

2. 医療事故の予防および発生後の対応
 1) 学生または他者に対する注射針等による事故においては，穿刺部位の洗浄，消毒を直ちに行い，医師の指示に従う。
 2) 学生の看護行為により患者が関与する有害事象等の事故においては，発生した現場において，直ちに実習指導教員もしくは実習施設責任者（看護師長等）に報告し，指示に従う。
 3) 学生が感染症予防法に定めるいずれかに感染した場合（可能性も含めて），臨床指導教員に報告し，指示に従う。また，担当した患者が上記に該当した場合も，同様に指示を仰ぐ。
 *1) 2) 3) のいずれかに該当した場合は，事故発生時のガイドラインに従って行動した後に，事故報告書を記入し，実習指導教員に提出する。

3. 設備・物品等の取り扱いについて
 1) 患者の所持品や実習施設の物品および設備を破損しないように取り扱いに注意する。
 2) やむを得ず破損した場合は，速やかに実習指導教員，実習施設責任者（看護師長等），学生指導担当看護師に申し出て指示に従う。

4. その他の留意事項
 1) 欠席等について
　①やむを得ず欠席・遅刻をする場合は，実習指導教員または実習病棟あるいは実習施設に連絡する。
　②早退する場合は，実習指導教員に即時に申し出る。
 2) 態度について
　①挨拶は，明るく，はっきりと行う。
　②患者の名前は姓名まではっきりと呼ぶ。
　③移動時の足音や話す声の大きさ，話す場所に注意する。
　④外来者には軽く会釈をする。
　⑤患者との飲食は慎む。
　⑥患者の金銭は取り扱わず，金品の受け渡しはしない。

3）服装・身だしなみ・所持品について
　①服装は，各実習場の指定のものを着用する。
　②頭髪はきちんとまとめる。
　③爪は短く切り，マニキュアはしない。
　④ピアス，指輪等のアクセサリーは付けない。
　⑤貴重品は持参しない。
　⑥携帯電話，スマートフォンは病棟に持参しない。
4）時間外の実習および面会について
　①原則として行わない。
　②必要時は必ず実習指導教員および実習施設責任者（看護師長等）の許可を
　　得る。
5）自己の安全対策について
　①食事，睡眠等に注意して規則的な生活を心がけ健康管理に留意する。
　②ケア前後の手洗いを心がける。
　③感染徴候を認めた場合は，実習指導教員・実習施設責任者（看護師長等）
　　に即時に申し出て指示に従う。なお感染徴候とは，発熱，咳，痰，嘔吐，
　　下痢，結膜の異常（充血，かゆみ），皮膚の異常などを含む。
　④実習場への移動時の交通事故に気をつける。やむを得ず事故が発生した場
　　合は，速やかに実習指導教員，学生生活担当教員，学務課（学生生活担
　　当；000-000-0000）に報告する。
　⑤対人・対物保険（学生賠償責任保険，看護学校総合補償プラン等）に加入
　　しておく。

5．災害発生時等の対応について
1）実習上で火災等の災害発生した際には，速やかに実習指導教員，実習施設責
　　任者（看護師長等），学生指導担当看護師に即時に報告し，指示に従う。
2）気象に関する警報が発表された場合の臨地実習の中止等について
　・本学で取り決められている「気象に関する警報が発表された場合の授業の取り
　　扱いについて」に従って，休校の措置がとられる。休講措置の確認は，大学
　　HPから行うことができる。
　・上記以外の天災が生じた場合は，実習指導教員からの指示・連絡を受ける。

　＊臨地実習にあたっては，各施設の規定に従い，諸誓約書を必ず提出すること。

この実習要項は，愛媛大学医学部看護学科看護学臨地実習ガイドブックの一部を参考に作
成しました。

4 用語集

GAS 法

情報収集(Gather)，分析(Analyze)，まとめ(Summarize)の 3 段階で学生の思考を整理する方法。ピッツバーグ大学医学部シミュレーションセンターとアメリカ心臓協会が提唱した。初学者や初回のセッションの振り返りに活用される。

GROW モデル

目標の達成に向けた行動を促すコーチングの技法。Goal(目標設定)，Reality/Resource(現状・資源把握)，Options(方法の選択)，Will(目標達成の意思確認)の 4 段階で問いかけていく。

OSCE

実習を開始する前に技能および態度が一定の基準に到達しているかを客観的に評価するための試験。医学部，歯学部，獣医学部，6 年制薬学部などで取り入れられている。Objective Structured Clinical Examination の略称で，オスキーと呼ばれる。客観的臨床能力試験と訳される。

PREP 法

効果的な説明の構成の方法。まず結論(Point)を伝え，その理由(Reason)を説明し，事例(Example)で理由を補強し，最後に結論(Point)を再提示する。結論を先に話すことで短い時間で理解してもらうことができる。口頭による説明だけでなく，文書による説明においても有効である。

アイデンティティ

自己同一性。心理学者のエリクソンは，変化する環境のなかで自己がさまざまな役割を演じるとき，そうしたさまざまな自分を統合する変わらない自己をアイデンティティと呼んだ。青年期に確立することが期待されている。

アンラーン

すでに身につけているやり方，価値観などを意識的に棄てること。「学習棄却」「学びほぐし」ともいう。人や組織が，変化に適応して成長するためには，アンラーンして，新たに学び直すことが必要となる。英語では unlearn と記す。

アクティブラーニング

教授者による一方向的な講義形式の教育とは異なり，学習者の能動的な学習への参加を取り入れた教授・学習法の総称。問題解決学習，ディスカッション，グループワーク，プレゼンテーションなどを含む。

暗黙知

言語で客観的に表現できない知識。哲学者のポランニー(Polanyi, M.)の提唱した概念。また，まだ言語化されていない知識という意味でも用いられることがある。

インシデント

医療において発生した患者への不利益やミス。狭義には，患者への影響がなかった軽微なミスを指す。その場合は，重大な影響を及ぼしたアクシデントと用語を区別して用いられ，ヒヤリハットとも呼ばれる。広義には，アクシデントの意味

が含められることもある。

オープンクエスチョン

「なぜ」「どのように」などではじまる自由に答えることができる質問。相手に考えさせたいときや質問者が考えつかないような答えを期待するときに効果的である。考えるというプロセスを経るため，答える側に気づきが期待される。

学習管理システム

受講者の登録，学習履歴の管理，学習の進捗管理，教材の配信を統合的に行うシステム。LMS（Learning Management System）とも呼ばれ，多くの大学で導入されている。e ラーニングだけでなく，対面での授業を補完する手段としても用いられる。

学習者中心主義

教師，教科書，知識中心の，教え込むという伝統的な教育の立場に対し，児童・生徒といった学習者の興味や自発性を最大限に尊重して，授業の目的，内容，方法を決定しようとする教育の立場のこと。

カリキュラム

教育目標を達成するために，学校が計画的に編成する教育内容の全体計画。教育課程ともいわれる。カリキュラムを編成する際には，何を教えるかという学習の範囲と，どのような順序で教えるかという配列が重要になる。

疑似体験

現実に似せた状況に身をおいて現実に起こるであろう感覚を体験すること。看護教育では，シミュレーション教育やロールプレイといった方法で学生に提供することができる。

技術的熟達者

専門分野の体系化された知識や技術を学び，それを現場で活用することで熟達していく専門職像。ショーンが省察的実践家と対比して用いたモデルである。

技能学習

目や耳といった感覚器官（受容器）と身体の運動を支える骨格筋（効果器）の動作を必要とする技能を学習すること。

キャリアアンカー

キャリアを選択する際に，自分にとって最も大切で，どうしても譲れない，犠牲にできないという価値観や欲求。アメリカの組織心理学者エドガー・シャインによって提唱された概念。アンカーとは船の錨を示す言葉である。

協同学習

学習者が小集団となり協力して課題に取り組むことで，お互いの学習効果を最大限に高めようとする学習形態。単にグループに分けて学習させるだけではなく，集団内の互恵的な相互依存関係をもとに学習を行う点に特徴がある。

クオリティ・オブ・ライフ

個人の生命や日常生活の質。心身の健康，社会における役割や人間関係，衣食住の環境など，質を構成する要素は幅広い。それらの要素に対する満足度や幸福感

で測定されることがある。

クローズドクエスチョン

答えが「はい」か「いいえ」に限られる質問，もしくは選択肢のなかから1つの答え
を選ぶ質問。対話のスピードを必要とするときや物事を確認するときに効果的で
ある。答えが限定されるため，答える側が窮屈に感じてしまう側面がある。

傾聴

相手の話をただ受け身的に聞くのではなく，共感を示しながら積極的に聞く方法。
会話のなかでうなずき，あいづち，アイコンタクト，要約などを行うことで，相
手は自分を理解してくれていると安心感を抱き，自発的に話すようになることが
期待できる。

コーチング

対話によって学習者の自己実現や学習目標達成を目指す技法。語源は馬車であり，
大切な人を，その人が望むところまで，安全に送り届けるという意味から派生し
ている。心理学やカウンセリングの理論や技法などから構成される。

ゴーレム効果

悪い印象をもって接することによって，悪い影響を与え続けてしまい，その人が
実際に悪いものとなってしまうこと。ピグマリオン効果の逆の効果である。

個人情報

生存する個人に関する情報で，特定の個人を識別できるもの。具体的には，氏名，
生年月日，性別，住所，既往歴などが該当する。また，番号などほかの情報と容
易に照合することができ，それにより特定の個人を識別することができるものも
含まれる。

個人内評価

個人の能力や成績を，本人の過去の成績やほかの授業の成績などと比較して評価
する方法。評価基準を個人のなかに設定するため，個人がどれほど成長している
のかを測定することができる。個人の特性に応じて学習者1人ひとりの全体的な
成長を支援するのに適している。客観性と妥当性を高めるために，ほかの評価方
法と組み合わせるなどの工夫が必要となる。

固定練習

特定の基準だけを課題とした練習。変動練習の対義語である。バスケットボール
のシュート練習をする場合，3mの距離のシュート練習のみを行うことが固定練習
にあたる。

参加体験

他者が実際に体験する様子を観察すること。観察学習とも呼ばれる。他人が行う
行動を模倣して学習することを模倣学習という。

自己効力感

人が何らかの課題に直面したとき，自分はそれが実行できるという期待や自信の
こと。バンデューラが唱えた概念で，動機づけに大きな影響を及ぼす要因の1つ
と考えられている。

自己評価

学習者自身による評価。学習者が自分の成果を振り返り，学習経験を次の行為に活用するために行われる。学習者が自分の学習状況を日常的に点検できる能力を身につけている必要がある。

シミュレーション教育

模擬的な環境のもとで，学習者が実際に体験と省察することを通じて学習する手法。シミュレーターを使った航空機の操縦訓練のように，パイロットの育成においても活用される。初心者でも，失敗が許される環境で何度でも繰り返し学習することができる。看護教育においても，実際の臨床現場を再現した環境で学習するなど広く活用されている。

シミュレーター

現実的に実験することが困難な場合に，その仮想的なモデルを作成して模擬的に実験するハードウェアやソフトウェア。シミュレーションのための装置やプログラムのことを指す。

集中学習

ある一定の内容の学習をするとき，できるだけ間をおかずに長時間学習する方法。大学の授業などにおいて，数日にわたり集中的に授業を行う集中講義は，集中学習にあてはまる。

生涯学習

人が生涯を通じて行う学習。1965年のユネスコの国際委員会で，ポール・ラングランが提唱した概念である。2006年に改正された教育基本法において生涯学習の理念が規定され，生涯教育社会の実現が目指されている。

承認

相手の存在を認めること。心理学者のマズローが提唱している人間の基本的欲求の1つ。ほめること，挨拶をすること，事実を伝えること，仕事を任せることといった方法がある。いずれの方法も相手をよく観察することにより行われる。

シラバス

各授業の授業計画。具体的には，授業担当者，授業概要，学習目標，各回の学習内容，評価方法と基準，教科書，参考図書，授業時間外の学習課題などが記されている。学生が，予復習など授業時間外での学習を進めるうえでの参考資料となる。履修を決める際の資料，教員相互の授業内容の調整，学生による授業評価にも使われる。

新教育

20世紀初頭に始まった新しい教育の考え方。世界的な広がりをもった新教育運動のなかで，旧来の教師中心，大人中心の教育を旧教育と呼んで対比させ，児童・生徒中心，自発的な学びを推奨した。

シングルループ学習

すでに備えている考え方や行動の枠組みにしたがって問題解決を図っていくこと。アメリカの組織心理学者クリス・アージリスとドナルド・ショーンが提唱した。ダブルループ学習と対比される。

スキャフォールディング

学習者が新しい知識，技能，態度を獲得しようとする際，指導者が一時的に足場がけをして支援すること。コリンズらは，伝統的な徒弟制のなかでの親方と弟子のかかわり方について検討し，認知的徒弟制を示した。

スモールステップの原理

学習の到達目標の過程を細かく分け，小さなステップの積み重ねによって達成するという原理。前のステップと次のステップの難易度を大きく変えないことで，無理なく継続でき，学習者の意欲を保つことができる。心理学者スキナーによって，1950年代に提唱されたプログラム学習に関する原理の1つ。

省察的実践家

臨機応変に対応することが必要な職場において振り返りを通して熟達していく専門職像。反省的実践家ともいう。専門分野の体系化された知識や技術を学び，それを現場で活用することで熟達していくと考えられていた従来の専門職像とは異なる考え方。ショーンが提唱したモデルであり，看護師や教員の専門職像を考える際に活用される。

正統的周辺参加

学習を，社会的な実践共同体のなかで正規メンバー(正統的)として徐々に周辺的な位置から中心的な役割を果たすようになっていくプロセスとしてとらえる学習理論。社会人類学者のレイヴと教育理論家のウェンガーが，アフリカの産婆，仕立屋，肉加工職人や保険会社における業務遂行過程の分析などの研究成果から導いた理論。

絶対評価

個人の学習の到達度を，他者と比較することなく，学習目標に照らして評価する方法。学習目標を細分化・具体化し，個人の到達度の違いを明確に評価できるように工夫する必要がある。

全習法

習得すべき技術の全体の流れを通して学習する方法。例として，静脈内注射の準備・実施・片づけまでをひとまとめにして学習することが挙げられる。

専門職連携教育

複数の領域の専門職者が連携およびケアの質を改善するために，同じ場所でともに学び，お互いから学び合いながら，お互いについて学ぶこと。他学科，他学部，他大学協働での教育プログラムであり，国内では2000年代中頃からさまざまな教育機関で取り組まれている。

相互評価(ピア評価)

学習者同士が学習成果や行動についてお互いに評価し合う評価法。学習者自身が，相互評価をもとに自分の学習や行動を修正していくことに意味がある。相互評価を円滑に行うためには，学習者同士の良好な人間関係，学習者と指導者との間の信頼関係，相互評価の意義の理解が求められる。同僚評価やピア評価と呼ばれることもある。

相対評価

個人の能力や成績を集団内のほかの学習者と比較し，その相対的な位置によって評価する方法。具体的な評価基準を定めることが難しい場合に適している。

即時フィードバック

学習に対してすぐに与えるフィードバック。スキナーによって提唱されたプログラム学習に取り入れられている原理の1つである。裏返すと瞬時に答えがわかる単語カードは，この原理を応用したものである。

ダブルループ学習

既存の枠組みを捨てて新しい考え方や行動の枠組みを取り込むこと。アメリカの組織心理学者クリス・アージリスとドナルド・ショーンが提唱した。シングルループ学習と対比される。

通過儀礼

人間の生涯における誕生，成人，結婚，死亡といったそれぞれの段階を通過する際に行われる儀礼。フランスの人類学者 A. ファン・ヘネップが提唱した。分離，過渡，統合を経て，新たに共同体に迎え入れられる。

チーミング

絶え間なくチームとして他者と協働していくこと。一時的なプロジェクトチームのように，集合と解散を繰り返す流動的なチームが増えてきており，そのなかで効果的な協働を生み出す必要性を背景に，経営学者のエイミー・C・エドモンドソンが提唱した。

デブリーフィング

体験学習において，体験とその原因を2人以上で振り返ること。体験のなかでの行動，思考，感情の分析を通して，気づきを促すことを目的としている。もともとは，状況報告と事実確認を意味する軍事用語である。

導入・展開・まとめ

授業づくりの基本的な構成。初等・中等教育の教員が作成する学習指導案はこの構成で作成されている。3つのパートで組み込むべき工夫や考慮すべき点は異なっている。

認知的徒弟制

師匠から弟子へ技を伝える徒弟制の職業技術訓練に着目した学習プロセス。アメリカの認知学者ジョン・S・ブラウンやアラン・コリンズが提唱した。モデリング，コーチング，スキャフォールディング，フェーディングのプロセスで理論化されている。

ノットワーク

さまざまな専門性をもつ人たちとの柔軟な協働。エンゲストロームが提唱した。ノットは，結び目という意味であり，固定された組織内だけでなく，境界を越えて結びつくことが重視されている。

ノンテクニカルスキル

テクニカルスキル(専門知識や専門技術)以外の，テクニカルスキルの発揮を支え

る自己管理や社会性の技能を指す。フィリンは，その要素を，状況認識，意思決定，コミュニケーション，チームワーク，リーダーシップ，ストレス管理，疲労への対処の7種類にまとめている。またこのスキルは人格ではなく行動であるため，学習して向上させることができるとしている。

パーソナルスペース
人が他人のことを意識せずに，自分自身が占有していられていると感じる範囲。この範囲内に他人がいると，その存在が気になり不快に感じる。個人差や人間関係による差，文化的背景による差があるといわれている。

バーンアウト
過度なストレスを継続的に受けて対処できないときに，没頭していた仕事などに対する熱意や意欲を失ってしまうこと。有能感や達成感をもてなくなったり，他者に対して紋切り型の対応しかできなくなったりする。

発達的挑戦
「不慣れな仕事」「変化の創出」「高いレベルの責任」「境界を越えて働く経験」といった学習者にとって成長につながる挑戦。従来の思考方法や行動を見直し，新しいやり方を考える機会となって，現状の能力と望ましい能力のギャップを埋めるよう動機づけられ学習を促進すると言われる。

発問
指導者が学習者に対して行う教育的な意図をもった問いかけ。問いかけることで，興味を喚起したり，発想を広げたり，思考を深めさせたりすることができる。

非言語コミュニケーション
言葉以外の手段を用いたコミュニケーション。顔の表情，顔色，視線，身振り，手振り，姿勢のほか，相手との物理的な距離のおき方や，服装，髪型などが含まれる。国や文化によって異なる意味を示すものがあるため，異文化をもつ相手とのコミュニケーションでは注意が必要である。ノンバーバルコミュニケーションとも呼ばれる。

ピグマリオン効果
教員の学習者に対する期待や態度が，学習者によい影響を与える現象。教育心理学者のローゼンタールは，成績が伸びる児童であると教師が認識すると，その児童は実際の能力にかかわらず，成績が向上することを実験により明らかにした。

フィードバック
形成的評価の1つで，学習の進捗状況やプロセスに対して評価結果を返す行為。到達度を判定するだけでなく，学習を促進するためにも活用できる。フィードバックにはいくつかの方法があり，その方法を選択する際には，学習者に対する効果，学習者の人数，指導者の時間や労力，教室環境を考慮する必要がある。

フィッシュボウル
議論する学生と，その議論を観察する学生に分かれて議論をする技法。フィッシュボウルとは金魚鉢を指し，金魚鉢の金魚を眺めている様子に似ていることから名づけられた。一定時間経過後に，議論者と観察者を入れ替えて再議論したり，全体議論に広げることで，より深い議論が可能になる。議論の中身だけでなく，

議論のプロセスについても学ぶことができるのが特徴。

フェーディング

学習者が新しい知識，技能，態度を獲得しようとする際，指導者が一時的に足場がけをして支援(スキャフォールディング)するが，学習者自身がある程度能力を獲得した後には，学習者が1人でできるよう，徐々に支援を減らしていくこと。

プラス・デルタ(Plus/Delta)

シミュレーション教育においてデブリーフィングを行う際の枠組み。まず，参加者が自身のよかった点(Plus)を挙げた後に，指導者が参加者のよかった点を指摘する。次に，参加者が自身の改善点(Delta)を挙げた後に，指導者が改善点を指摘する。

ブリーフィング

シミュレーションの開始前に，今回の課題やシナリオの背景，状況を説明すること。学習者，指導者，ファシリテーターの相互の情報共有によって，シミュレーションの効果を高めることを目指す。

フロー

内発的に動機づけられ，何かに没頭しているという感覚を伴っている状態。心理学者のチクセントミハイが提唱したやる気と人間発達の理論。この状態にあるとき，人は高いレベルの集中力を示し，楽しさ，満足感，状況のコントロール感，自尊感情の高まりなどをもつという。

プロンプト

適切な行動ができるよう使用する外的な援助・補助手段。例として自転車の補助輪や，水泳でのビート板などがある。

分散学習

ある一定の内容を学習するとき，学習の間に一定の休みを入れながら学習する方法。難しい概念や複雑な現象などの理解には，学習者が深く思考することが必要となるため，分散学習が適している。

分習法

技術を構成要素に分割して要素単位で練習すること。知識と複雑な技術の組み合わせを必要とする技術の獲得に適している。例として，静脈内注射の準備のみや，実施のみの学習があげられる。

ペーシング

相手の話し方に自分の話し方をあわせるコミュニケーションの技法。話す言葉，速度，リズム，抑揚，声の大きさなどを相手にあわせる。人は自分と共通点があると無意識的に好感を抱くことを活用している。

ペーパーペイシェント

看護過程の展開を学習するうえで用いられる架空の患者設定。紙上患者ともいう。患者の属性，家族関係，疾患や治療の経緯，患者の発言や心情などが細かく設定されている。

変動練習

さまざまな基準を目標とした練習。固定練習の対義語である。たとえば，バスケットボールのシュート練習をする場合，1 m の距離，2 m の距離，3 m の距離というように，さまざまな距離からのシュートを練習することが変動練習にあたる。

ペンドルトン・モデル

対話によるフィードバックの 1 つのモデル。フィードバック・サンドウィッチの変形版で，学習者による自己評価の機会を組み込んだもの。指導者と学習者との対話を通して行うため，学習者が何を継続し，何を改善すべきかを理解しやすい。

ポートフォリオ

学習者が学習のプロセスで作成した成果物などを蓄積したもの。成果物には，ノート，配付資料，メモ，ワークシート，レポートなどが含まれる。学習プロセスの評価や学生の振り返りに活用される。もともとは，紙ばさみや入れ物を意味する言葉である。

本物体験

自らが主体的にかかわる体験。疑似体験や参加体験と対比される。看護教育においては，実際の医療現場で患者とやりとりをしたり患者にケアを行ったりすることを体験する臨地実習があてはまる。

マズローの欲求 5 段階説

人間がもつ基本的な欲求は 5 段階に分類できるという理論。最も下位なものから生理的欲求，安全の欲求，所属と愛情の欲求，承認欲求，自己実現の欲求，といった 5 段階があり，下位の欲求が満たされると上位の欲求が生じる。アメリカの心理学者マズローが提唱した。

ミラーリング

動作を相手にあわせていくコミュニケーションの技法。鏡に映っているように，相手の動作に自分もあわせていく。ペーシングと同様に，人は自分と共通点があると無意識的に好感を抱くことを活用している。

メタ認知

自分自身の思考や行動を認識する際に客観的に把握し，認識をすること。それを行う能力をメタ認知能力という。自分の認知活動(思考，記憶，情動，知覚)を見直し調整することで，自分にとって効果的な学習を自分自身で検討することができるため，教育においてメタ認知能力を高めることは重要な課題である。

模擬患者

実際の患者と同じような症状や会話を再現できる患者役を演じる人。あらかじめ作成されたシナリオに基づいて患者役を演じ，症状を話したり質問に答えたりする。

モデリング

モデルとなる他者の行動や態度の特徴を観察し，観察者自身の行動に変化が生じること。心理学者のバンデューラが提唱した。新しい行動パターンの習得，すでに学習されている行動の抑制，他人の行動によって観察者の同様の行動が喚起され方向づけられる，といった効果がある。

問題解決学習

自ら問題を発見し解決していく能力を身につけていく学習。知識の暗記にみられる受動的なものを脱却するために，アメリカの教育学者のジョン・デューイが提唱した。

ラポール

互いに信頼し合い，安心して感情の交流を行うことができる関係が成立している状態。相手の承認や信頼を得ることが必要とされる教育や看護において重要な概念である。

リアリティショック

期待と現実の間に生じる違いに衝撃を受けること。教科書や学校内の実習で学んだことが臨地実習で活用できなかった，職場環境が思い描いていたものより悪かった，といった自信喪失や不安な状況において生じやすい。新人看護師の通過儀礼とみなされることもあり，克服できないと離職につながることもある。

リフレクティブサイクル

体験を学習に変える振り返りのモデル。ギブスにより提唱。記述・描写，感覚，評価，分析，結論，行動計画の6段階で進められる。時系列，具体と抽象，事実と感情が適切に組み込まれたモデルであり，この手順で発問することで学習者が体験したことを学習につなげていくことができる。

リフレーミング

ある枠組みでとらえられている事象を違う枠組みでみること。否定的に受け取れる意味を肯定的な意味に変えて解釈するなど，多様なものの見方ができることにつながる。カウンセリング技法としても用いられる。

ルーブリック

観点と尺度からなる評価基準を示した評価ツール。評価基準を明確化するために，それぞれの到達度を具体的に記述している点に特徴がある。さまざまな知識と技能を統合した学習成果を評価するのに適している。複数人で評価する場合，共通の評価基準で評価することができる。

レディネス

ある学習が成立するために必要な学習者の準備状況。レディネスを規定する主な要因として，学習者の知識，技能，意欲，過去の経験などがある。

ロールモデル

自分が将来目指したいと思う模範となる存在。仕事のできる先輩や上司をロールモデルにすることで，自分の仕事に対する方向性や目標を設定することができる。ロールモデルと比較することで自分の課題が明確になる。

文献

浅川希洋志(2012)：楽しさと最適発達の現象学：フロー理論，鹿毛雅治編，モティベーションをまなぶ 12 の理論，金剛出版，161-193.

東洋(1994)：日本人のしつけと教育：発達の日米比較にもとづいて，東京大学出版会.

足立はるゑ，堀井直子(2011)：臨地実習指導サポートブック，メディカ出版.

阿部幸恵編(2013)：臨床実践力を育てる！　看護のためのシミュレーション学習，医学書院.

阿部幸恵(2016)：医療におけるシミュレーション教育，日本集中治療医学会雑誌，23：13-20.

有田弥棋子，田村由美(2015)：インシデントを経験した看護学生へのデブリーフィングの教育的意味—リフレクションの枠組みを活用して，日本看護学教育学会誌，25(2)：15-27.

池西静江，石束佳子(2015)：看護教育へようこそ，医学書院.

石川一喜，小貫仁編(2015)：教育ファシリテーターになろう！　グローバルな学びをめざす参加型授業，弘文堂.

石田淳(2011)：行動科学を使ってできる人が育つ！　教える技術，かんき出版.

レフ・セミョノヴィチ・ヴィゴツキー(柴田義松訳)(2001)：新訳版・思考と言語，新読書社.

エイミー・C・エドモンドソン(野津智子訳)(2014)：チームが機能するとはどういうことか—「学習力」と「実行力」を高める実践アプローチ，英治出版.

ユーリア・エンゲストローム(山住勝広，松下佳代，百合草禎二，保坂裕子，庄井良信，手取善弘，高橋登訳)(1999)：拡張による学習—活動理論からのアプローチ，新曜社

ユーリア・エンゲストローム(山住勝広，山住勝利，蓮見二郎訳)(2013)：ノットワークする活動理論，新曜社.

大池美也子，鬼村和子，村田節子(2000)：初回基礎看護実習におけるプロセスレコードの分析—コミュニケーションのつまずき場面に焦点をあてて，九州大学医療技術短期大学部紀要，27：9-14.

大木桃代，小林孝雄，城佳子(2013)：ナースが知りたい！　患者さんの心理学，西東社.

マリリン・オーマン，キャスリーン・ゲイバーソン(舟島なをみ監訳)(2001)：看護学教育における講義・演習・実習の評価，医学書院.

岡崎研太郎(2015)：医療教育におけるロールプレイ再考と糖尿病劇場の試み，看護教育，56(8)：952-959.

鹿毛雅治編(2012)：モティベーションをまなぶ 12 の理論，金剛出版.

梶田叡一(2010)：教育評価(第 2 版補訂 2 版)，有斐閣.

堅田智香子，彦聖美，村井嘉子，藤田三恵，加藤亜妃子，田甫久美子，田村幸恵，丸岡直子，川島和代(2012)：看護基礎教育における教育方法の検討—シナリオ学習教材の活用評価より，石川看護雑誌，9：43-51.

金井壽宏，楠見孝編(2012)：実践知—エキスパートの知性，有斐閣.

金川克子，田髙悦子(2011)：地域看護診断 第2版，東京大学出版会.

金谷治訳注(1961)：荀子 上，岩波書店

香春知永，齋藤やよい(2016)：基礎看護技術—看護過程のなかで技術を理解する，南江堂.

教育課程委員会(2017)：看護師教育課程における地域看護学教育に関する調査，保健師教育，1(1)：40-51.

金豪権(梶田叡一監訳)(1976)：完全習得学習の原理：マスタリーラーニング，文化開発社.

パトリシア・A・クラントン(入江直子，豊田千代子，三輪建二訳)(1999)：おとなの学びを拓く—自己決定と意識変容をめざして，鳳書房.

黒臼恵子，杉山洋介，小林紀明，堤千鶴子(2008)看護教育における「生活経験」「生活体験」に関する解釈の一考察，目白大学健康科学研究，1：121-127.

厚生労働省(2011)：看護教育の内容と方法に関する検討会報告書.

フレッド・コルトハーヘン編(武田信子監訳)(2010)：教師教育学 理論と実践をつなぐリアリスティック・アプローチ，学文社.

埼玉県立大学編(2009)：IPWを学ぶ：利用者中心の保健医療福祉連携，中央法規出版.

斉藤奈緒美，石川正彦(2015)："状況判断力"を育むシミュレーショントレーニングの提案，看護教育，56(8)：818-823，医学書院.

佐伯和子(2012)：看護学生が学ぶ地域看護学とは，看護教育，53(5)：363-369.

アルノルド・ヴァン・ジェネップ(秋山さと子，彌永信美訳)(1977)：通過儀礼，新思索社.

エドガー・シャイン(金井壽宏訳)(2003)：キャリア・アンカー：自分のほんとうの価値を発見しよう，白桃書房.

アルフレッド・シュッツ(佐藤嘉一訳)(1982)社会的世界の意味構成—ヴェーバー社会学の現象学的分析，木鐸社.

城ケ端初子監修(2005)：実践に生かす看護理論19，医学芸術社.

ドナルド・A・ショーン(柳沢昌一，三輪建二訳)(2007)：省察的実践とは何か：プロフェッショナルの行為と思考，鳳書房.

ドナルド・A・ショーン(柳沢昌一，村田晶子監訳)(2017)：省察的実践者の教育—プロフェッショナル・スクールの実践と理論，鳳書房.

杉森みど里，舟島なをみ(2016)：看護教育学(第6版)，医学書院.

鈴木克明(2002)：教材設計マニュアル：独学を支援するために，北大路書房.

大学における看護系人材養成の在り方に関する検討会(2017)：看護学教育モデル・コア・カリキュラム〜「学士課程においてコアとなる看護実践能力」の修得を

目指した学修目標～.

高橋平徳(2018)：救急救命士の経験学習プロセス：医療専門職間の連携に注目して，松尾睦編，医療プロフェッショナルの経験学習，同文舘出版，103-144

高畑和恵，佐々木吉子，井上智子(2015)：看護学士過程教育における臨地実習指導で大学教員と実習指導者との協働に関する研究，日本看護学教育学会誌，25(2)：1-14.

田島桂子(2009)：看護学教育評価の基礎と実際—看護実践能力育成の充実に向けて(第2版)，医学書院.

辰野千寿，高野清純，加藤隆勝，福沢周亮編(1986)：多項目教育心理学辞典，教育出版.

田邊政裕監修(2017)：eポートフォリオ—医療教育での意義と利用法，篠原出版新社.

多羅尾美智代(2005)：看護現場に活かすコーチング—相手の内なる力を強める話し方，経営書院.

ミハイ・チクセントミハイ(今村浩明訳)(1996)：フロー体験：喜びの現象学，世界思想社.

中央教育審議会(1981)：生涯学習について(答申).

中央教育審議会(2016)：幼稚園，小学校，中学校，高等学校及び特別支援学校の学習指導要領等の改善及び必要な方策等について(答申).

中馬妙子(1993)：臨床実習での看護学学生の情意領域における評価表の作成を試みて．東京医科大学看護専門学校紀要，4(1)：66-74.

辻本雅史(2012)：「学び」の復権：模倣と習熟，岩波書店.

筒井真優美編(2015)：看護理論家の業績と理論評価，医学書院.

鶴見俊輔編(2010)：新しい風土記へ 鶴見俊輔座談，朝日新聞出版.

ジョン・デューイ(市村尚久訳)(2004)：経験と学習，講談社.

ジョン・デューイ(宮原誠一訳)(1957)：学校と社会，岩波書店.

寺井梨恵子，丸岡直子，林静子(2017)：看護場面における視線解析を用いた研究の動向と今後の課題，石川看護雑誌，14：13-22.

ジョイス・トラベルビー(長谷川浩，藤枝知子訳)(1974)：トラベルビー人間対人間の看護，医学書院.

内藤知佐子，伊藤和史(2017)：シミュレーション教育の効果を高める ファシリテーター Skills & Tips, 医学書院.

灘久代(2004)：看護学生の臨地実習における行動変化と態度育成，島根県立看護短期大学紀要9：33-38.

中井俊樹編(2014)：看護現場で使える教育学の理論と技法，メディカ出版.

中井俊樹編(2015)：シリーズ大学の教授法3—アクティブラーニング，玉川大学出版部.

中井俊樹，小林忠資編(2015)：看護のための教育学，医学書院.

中井俊樹，小林忠資編(2017)：看護教育実践シリーズ3—授業方法の基礎，医学書

院.

中木高夫, 谷津裕子(2011)：質的研究の基礎としての《体験》の意味：Dilthey 解釈学の伝統を継ぐドイツ語圏の哲学者の文献検討とその英語・日本語訳の比較から, 日本看護研究学会雑誌, 34(5)：95-103.

中原淳, 金井壽宏(2009)：リフレクティブ・マネジャー. 光文社.

成田允子(2009)：臨地実習でつまずく学生たちへの指導内容の考察と指導の実施, 旭川大学保健福祉学部研究紀要, 1：43-47.

日本看護協会(2015)：地域で活動する保健師の姿, 考えて, 創造して実践できる保健師活動指針活用ガイド.

日本褥瘡学会教育委員会ガイドライン改訂委員会(2015)：褥瘡予防・管理ガイドライン(第4版), 褥瘡会誌, 17(4)：487-557, 日本褥瘡学会.

日本地域看護学会(2014)：地域看護学の定義について, 日本地域看護学会誌, 17(2)：75-84.

マルカム・ノールズ(堀薫夫, 三輪建二訳)(2002)：成人教育の現代的実践—ペダゴジーからアンドラゴジーへ, 鳳書房.

サラ・バーンズ, クリス・バルマン編(田村由美, 中田康夫, 津田紀子訳)(2005)：看護における反省的実践—専門的プラクティショナーの成長, ゆみる出版.

長谷川雅美, 白波瀬裕美(2017)：自己理解・対象理解を深めるプロセスレコード—プロセスレコードが書ける, 読める, 評価できる本(第2版), 日総研出版.

クリス・バルマン, スー・シュッツ編(田村由美, 池西悦子, 津田紀子監訳)(2014)：看護における反省的実践, 看護の科学社.

ローナ・フィリン, ポール・オコンナー, マーガレット・クリチトゥン(小松原明哲, 十亀洋, 中西美和訳)(2012)：現場安全の技術—ノンテクニカルスキル・ガイドブック, 海文堂.

L・ディー・フィンク(土持ゲーリー法一監訳)(2011)：学習経験をつくる大学授業法, 玉川大学出版部.

藤岡完治, 野村明美編(2000)：わかる授業をつくる看護教育技法3—シミュレーション・体験学習, 医学書院.

藤岡完治, 安酸史子, 村島さい子, 中津川順子(2001)：学生とともに創る臨床実習指導ワークブック(第2版), 医学書院.

藤澤珠織, 秋庭由佳, 松島正起, 古橋洋子(2014)：技術演習で患者役割・看護師役割を演じることで得られた患者の気持ちの理解と援助技術の留意点に関する研究, 青森中央短期大学研究紀要, 27：109-116.

エトムント・フッサール(渡辺二郎訳)(1979)：イデーンⅠ-Ⅰ—純粋現象学と現象学的哲学のための諸構想, みすず書房.

舟島なをみ監修(2013)：看護学教育における授業展開—質の高い講義・演習・実習の実現に向けて, 医学書院.

古見文一(2015)：ロールプレイの可能性と注意点, 看護教育, 56(10)：946-951.

パトリシア・ベナー(井部俊子監訳)(2005)：ベナー看護論 新訳版—初心者から達人へ, 医学書院.

ヒルデガード・E・ペプロウ(稲田八重子，小林冨美栄，武山満智子，都留伸子，外間邦江訳)(1973)：人間関係の看護論―精神力学的看護の概念，医学書院.

エリザベス・ヘンダーソン，ジュディス・マクファーレイン(金川克子，早川和生監訳)(2007)：コミュニティアズパートナー：地域看護学の理論と実際(第2版)，医学書院.

細田泰子(2013)：米国における看護学教育のインストラクショナルデザインに関するフィールドスタディ，大阪府立大学看護学部紀要，19(1)：111-119.

松尾睦(2011)：職場が生きる 人が育つ「経験学習」入門，ダイヤモンド社.

松尾睦(2013)：成長する管理職 優れたマネジャーはいかに経験から学んでいるのか，東洋経済新報社.

松尾睦編(2018)：医療プロフェッショナルの経験学習，同文舘出版.

三浦香織，渡辺一枝，浅野美知恵(2006)：臨地実習における学生の困難な体験と臨床指導者による効果的な学習支援，医療看護研究，2(1)：45-52.

三重野英子，河野保子，菅啓子(1992)：臨床実習における学生のやる気に関する一考察，愛媛県立医療技術短期大学紀要，5：157-167.

ジャック・メジロー(金澤睦，三輪建二監訳)(2012)：おとなの学びと変容―変容的学習とは何か，鳳書房.

森和夫，河村泉(2013)：能力開発の実践ガイド 15の教育ニーズから逆引きで使う，日本能率協会コンサルティング.

森敏昭，岡直樹，中條和光(2011)：学習心理学―理論と実践の統合をめざして，培風館.

安永悟(2012)：活動性を高める授業づくり―協同学習のすすめ，医学書院.

柳澤厚生編(2003)：ナースのためのコーチング活用術，医学書院.

山下美根子(2017)：看護教育における情緒面について，看護学研究紀要，5(1)：15-23.

山田英世(1966)：J・デューイ―人と思想，清水書院.

リチャード・S・ラザルス，スーザン・フォルクマン(本明寛，春木豊，織田正美監訳)(1991)：ストレスの心理学―認知的評価と対処の研究，実務教育出版.

ポール・ラングラン(波多野完治訳)(1971)：生涯教育入門，財団法人全日本社会教育連合会.

ジーン・レイヴ，エティエンヌ・ウェンガー(佐伯胖訳)(1993)：状況に埋め込まれた学習―正統的周辺参加，産業図書.

蓮行(2015)：演劇から学べるさまざまなこと ロールプレイを入り口として，看護教育，56(10)：974-980.

早稲田大学自己教育研究会編(2010)：自己教育へのまなざし，成文堂.

渡辺三枝子(2007)：新版キャリアの心理学，ナカニシヤ出版.

Argyris, C. and Schön, D. A. (1978)：Organizational Learning：A Theory of Action Perspective, Addison-Wesley, Reading, MA.

Chickering, A. and Reisser, L. (1993) : Education and Identity, 2nd Edition, Jossey-Bass.

Collins, A., Brown, J. S. and Newman, S. E. (1989) : Cognitive apprenticeship : Teaching the crafts of reading, writing, and mathematics, Resnick L. B. (Ed.), Knowing, learning, and instruction : Essays in honor of Robert Glaser. Hillsdale, NJ : Lawrence Erlbaum Associates : 453-494.

Dale, E. (1969) : Audio-visual Methods in Teaching(3rd ed.) : Dryden Press, Holt, Rinehart Winston, Inc.

DeRue, D. S. and Wellman, N. (2009) : Developing Leaders via Experience : The Role of Developmental Challenge, Learning Orientation, and Feedback Availability. Journal of Applied Psychology, 94(4) : 859-875.

Ericsson, K. A., Krampe, R. and Tesch-Romer, C. (1993) : The Role of Deliberate Practice in the Acquisition of Expert Performance, Psychological Review, 100(3) : 363-406.

Fitts P. M., and Posner M. I. (1967) : Human Performance, Brooks/Cole Pub. Co ; Belmont, CA.

Gibbs, G. (1988): Learning by Doing : A Guide to Teaching and Learning Methods. Further Education Unit.

Kiger, A. M. (2004) : Teaching for Health, Churchill Livingstone.

Kolb, D. A. (1984): Experiential Learning : Experience as the Source of Learning and Development, Englewood Cliffs, NJ : Prentice-Hall.

McCall, M. W., Lombardo, M. M. and Morrison, A. M. (1988): The Lessons of Experience : How Successful Executives Develop on the Job, New York : The Free Press.

McCauley, C. D., Ruderman, M. N., Ohlott, P. J., and Morrow, J. E. (1994) : Assessing the Developmental Components of Managerial Jobs, Journal of Applied Psychology, 79 : 544-560.

Miller, G. E. (1990) : The Assessment of Clinical Skills/Competence/Performance, Acad Med, 65 : S63-67.

Peplau, H. (1988) : Interpersonal Relations in Nursing, Palgrave Macmillan.

Super, D. (1980) : A Life-Span, Life-Space Approach to Career Development. Journal of Vocational Behavior, 16 : 282-296.

Thomas, K. W. and Kilmann, R. H. (1975) : The Social Desirability Variable in Organizational Research : An Alternative Explanation for Reported Findings, Academy of Management Journal, 18(4) : 741-752.

執筆者プロフィール

- **高橋平徳**[たかはし　よしのり]　編者，1，2，3章共著
愛媛大学教育・学生支援機構　講師

　専門は生涯学習論，経験学習論，組織論(人的資源管理)，教員養成。修士(教育学)，博士(経営学)。2011年千葉大学大学院看護学研究科特任助教，2014年札幌医科大学医療人育成センター教育開発研究部門特任助教を経て2015年より現職。博慈会高等看護学院，慈恵第三看護専門学校，防衛医科大学校高等看護学院にて教育学や社会福祉の授業担当を経験。千葉大学，札幌医科大学では専門職連携教育を担当。論文に「救急救命士の経験学習：経験と能力の関係性」日本保健医療福祉連携教育学会『保健医療福祉連携』(8巻1号)，「現場における学習研究の現状と課題」北海道大学大学院経済学研究科『経済学研究』(65巻2号)，著書に『eポートフォリオ―医療教育での意義と利用法』(分担執筆)，『医療プロフェッショナルの経験学習』(分担執筆)などがある。

- **内藤知佐子**[ないとう　ちさこ]　編者，4，5，6，7，8章共著
愛媛大学医学部附属病院総合臨床研修センター

　専門はシミュレーション教育，人材育成。1999年国際医療福祉大学保健学部看護学科卒業後，東京大学医学部附属病院勤務。2004年新潟県立看護大学大学院助手。2008年同看護学修士課程修了。同年より京都大学医学部附属病院看護部管理室に勤務し教育担当を経て，2010年より京都大学医学部附属病院総合臨床教育・研修センター助教。2020年より京都大学大学院医学研究科　先端看護科学コース先端中核看護科学講座　生活習慣病看護学分野　研究員。2022年より現職。著書に『系統看護学講座　基礎看護技術Ⅱ』(分担執筆)，『根拠と事故防止からみた基礎・臨床看護技術』(分担執筆)，『シミュレーション教育の効果を高める―ファシリテーター Skills & Tips』(共著)などがある。

- **梶田　賢**[かじた　まさる]　8章共著
聖カタリナ大学人間健康福祉学部　助教

　専門は精神看護学。2002年高知医科大学医学部看護学科卒業後，高知大学医学部附属病院精神科に勤務。2012年高知大学大学院総合人間自然科学研究科看護学専攻修了(看護学)。2013年10月より現職。

▪ **片上貴久美**［かたかみ　きくみ］　4 章共著
愛媛大学大学院医学系研究科　特任講師

専門は，成人看護学。1999 滋賀医科大学医学部看護学科を卒業後，愛媛大学医学部附属病院勤務。2008 年副看護師長に。2015 年愛媛大学大学院医学系研究科看護学専攻修士課程修了。同年より現職。院内における学生教育・卒後キャリア教育の経験がある。循環器・呼吸器・消化器の内科・外科，産婦人科，救急，神経内科など幅広い臨床経験を活かして看護教育に携わる。

▪ **齋藤希望**［さいとう　のぞむ］　9 章共著
聖カタリナ大学人間健康福祉学部　講師

専門は地域看護学。2009 年筑波大学大学院人間総合科学研究科看護科学専攻博士前期課程修了(看護科学)後，保健師として新居浜市に勤務。2014 年 4 月より愛媛大学大学院医学系研究科助教，2019 年 4 月より現職。

▪ **陶山啓子**［すやま　けいこ］　1，10 章共著
愛媛大学大学院医学系研究科　教授

専門は老年看護学。修士(体育学)，博士(看護学)。1984 年徳島大学教育学部特別教科(看護)教員養成課程卒業後，愛媛大学医学部附属病院勤務。1989 年愛媛県立医療技術短期大学助手。1996 年愛媛大学医学部看護学科講師，同年 10 月助教授，2005 年より現職。論文に，「介護施設で生活する高齢者の排便障害の実態とその要因」『老年看護学』(10 巻 2 号)，「高齢者施設における排泄ケアの協働を目的とした教育プログラムの介護職に対する効果」『日本老年社会学会誌』(34 巻 4 号)，著書に『最新老年看護学第 3 版』(分担執筆)などがある。

▪ **高橋聖子**［たかはし　せいこ］　9 章共著
折尾愛真高等学校看護専攻科　教諭

1999 年折尾女学園看護専攻科(現折尾愛真高等学校)卒業。姫路聖マリア病院勤務。姫路聖マリア病院在籍時に外来・救急外来師長を務める傍ら，全国に先駆けシミュレーション教育を立ち上げる。兵庫県看護協会シミュレーショントレーナー育成コース講師，シミュレーション教育セミナーファシリテーター，日総研セミナー講師など多数の研修・教育に携わる。2013 年より現職。2022 年より公認心理士としても活躍。著書に『臨床実践力を育てる！ 看護のためのシミュレーション教育』(分担執筆)などがある。

■ **竹中喜一**[たけなか　よしかず]　10 章共著

愛媛大学教育・学生支援機構　講師

　専門は高等教育論，教育工学。大阪大学人間科学部卒業後，民間企業でのシステムエンジニアや営業支援の業務を経て，2008 年関西大学に専任事務職員として入職。学生による教育・学修支援制度の設計・運用，ICT 活用支援，授業評価，大学職員の能力育成，学生対象調査に関連する業務を担当。関西大学在職中に名古屋大学大学院教育発達科学研究科博士前期課程修了後，大阪大学大学院人間科学研究科博士後期課程修了。博士（人間科学）。愛媛大学教育・学生支援機構特任助教を経て，2019 年より現職。著書に『大学の FD Q&A』，『アクティブラーニング型授業としての反転授業[実践編]』（ともに分担執筆）がある。

■ **寺尾奈歩子**[てらお　なおこ]　6, 9 章共著

愛媛大学医学部糖尿病内科学講座　研究員

　専門は成人看護学。2005 年吉備国際大学保健科学部（現在は保健医療福祉学部）看護学科卒業後，独立行政法人国立病院機構四国がんセンター勤務。2010 年愛媛大学大学院医学系研究科看護学専攻修士課程修了。愛媛大学大学院医学系研究科看護学専攻助教，特任講師を経て，2021 年より現職。論文に「がん専門病院に勤務する若手看護師の臨床実践能力に関する研究」「定年退職前看護職の職業経験の質と問題解決に関する研究」などがある。

■ **中村五月**[なかむら　さつき]　9 章共著

熊本大学大学院生命科学研究部　准教授

　専門は老年看護学。現独立行政法人 国立病院機構 大阪南医療センター附属大阪南看護学校卒業後，現国立循環器病研究センター勤務。愛媛大学医学部看護学科卒業後，同大学大学院看護学専攻修士課程入学，2009 年修了。同年より愛媛大学大学院医学系研究科看護学専攻助教，2017 年講師を経て，2022 年より現職。論文に「尿意を訴えない介護老人保健施設入所高齢者に対する尿意確認に基づく排尿援助の効果」『日本老年看護学会誌』（15 巻 1 号）などがある。

- **薬師神裕子**[やくしじん　ゆうこ]　2, 3章共著
愛媛大学大学院医学系研究科　教授

　専門は小児看護学。1998年マサチューセッツ州立大学教養学部心理学科卒業，2001年愛媛大学大学院医学系研究科看護学専攻(修士課程)修了，2010年神戸市看護大学大学院看護学研究科博士後期課程修了，博士(看護学)。2001年より愛媛大学大学院医学系研究科看護学専攻助手，講師，准教授を経て2013年より現職。著書に『小児看護学概論　子どもと家族に寄り添う援助』(分担執筆)，『家族看護学』(分担執筆)などがある。

- **山下奈緒子**[やました　なおこ]　5, 7章共著
愛媛大学大学院医学系研究科　特任講師

　専門は急性期看護学(成人看護学)。愛媛県立医療技術短期大学卒業後，愛媛大学医学部附属病院，独立行政法人労働者健康安全機構関東労災病院で勤務。産業能率大学経営情報学部通信教育課程医療福祉マネジメントコースに編入し人材育成について学び，2010年国際医療福祉大学修士課程修了(医療福祉経営学)。2013年より愛媛大学大学院医学系研究科看護学専攻助教を経て，2018年より現職。論文に「e-learningを活用した周手術期実習の事前学習教材の開発『周手術期看護：手術直後の患者の観察と対処方法』における取り組み」『大学教育実践ジャーナル』(15号)などがある。ハワイ大学医学部SimTikiやiSIM-J研修に参加。

索引